MARIANNE ACH

DIESES SCHMALE STÜCK HIMMEL ÜBER PARIS

1. Auflage 2019

94234 Viechtach Bahnhofsplatz 2a
www.lichtung-verlag.de

Umschlagfoto: iStock.com/zoranm
Autorenfoto: privat
Foto auf Seite 111: Marianne Ach

Druck: CPI buchbücher.de GmbH, Birkach
ISBN 978-3-941306-85-1

Marianne Ach

Dieses schmale Stück Himmel über Paris

edition lichtung

Jedes Buch hat, wie jeder Schriftsteller,
eine schwierige, nicht zu umgehende Stelle.

Marguerite Duras

In Paris

Eine Stadt vergisst schnell, bleibt niemandem etwas schuldig, ist manchmal gleichgültig und oberflächlich, dann wieder verwegen und frevelhaft.

Hannah steigt aus dem Zug, geht entschlossen durch die Bahnhofshalle, vorbei an Menschen, deren Schicksal sie kaum berührt, sammelt flüchtige Eindrücke von Gesichtern, Bewegungen, Sehnsüchten. Paris betört, macht rasch müde, lässt nicht locker.

Die Zeiger der großen Uhr über den Gleisen drängen vorwärts, der Puls rast. Ich bin nicht mehr die Jüngste.

20B87, ein wichtiger Code, oft wiederholt, mehrmals vergessen, endlich eingeprägt. Sie stellt den Koffer ab, kramt umständlich in ihrer Handtasche, sucht nach einem Zettel, liest die in winziger Schrift vermerkte Nachricht: *Du findest den Schlüssel im Postfach. Bei uns ist es nicht üblich, den Briefkasten abzusperren.*

Ein Leichtsinn, denkt sie, oder diese Nonchalance: Was kann schon passieren? Alles und jederzeit. Das Glück ist unzuverlässig, das Unglück zäh.

Ein Gefühl von Leichtigkeit breitet sich in ihr aus: Ich habe es bisher geschafft. Ich werde es auch weiterhin schaffen. Meine Liebe stirbt nicht.

Abschied nehmen von gestern und vorgestern, neu anfangen. Heute.

Jan war dagegen. Eine Auszeit? Wofür?

Ich muss nachdenken.

Du denkst zu viel.

Mag sein. Es hat mir bis jetzt ganz offensichtlich nicht geschadet.

Ein Bistrotisch ist noch frei. Hannah zieht ihren Mantel aus, setzt sich, presst die Handtasche an sich, als wäre sie umgeben von Dieben und Betrügern: Man weiß nie.

Un café, s'il vous plaît, et une brioche.

Der erste Satz, der erste Schritt in etwas Neues, Unbekanntes.

Jan. Sein und mein Schicksal – es ist ein und dasselbe. Dreißig gemeinsame Jahre – bis jetzt. Tiefschläge und Höhenflüge. Zuverlässige Freunde, auch Therapeuten, die weiterhalfen, wenn etwas stockte und nichts mehr vorwärtsging.

Sie schneidet die Brioche auf, gibt Butter hinein. Kaffee ohne Zucker, wie immer.

Schicksale – wie oft hat sie darüber schon nachgedacht, ohne zu einem befriedigenden Ergebnis zu kommen. Jedem das Seine. Eine Floskel – mehr nicht.

Sie verlangt die Rechnung, wirft schnell einen Blick darauf: Die Stadt lässt sich ihre Schönheit etwas kosten, denkt sie, und gibt reichlich Trinkgeld.

Eine Taube umkreist ihre Füße, pickt hastig die Brösel auf.

Gefräßige Viecher, sagt sie laut vor sich hin. Ich mag euch nicht. Um wenigstens einen Ausschnitt von der großen, weiten Welt zu erleben, werde ich noch bleiben. Wo könnte das besser gelingen als hier?

Ein Bettler geht vorbei, hält ergeben und voller Scham seine Hand hin. Randfigur oder Hauptdarsteller? Wer weiß das schon?

Sie öffnet ihre Handtasche und reicht ihm eine Münze. Er verzieht seinen Mund zu einem schiefen Lächeln. Mehr gelingt ihm nicht. Seine Worte sind unterwegs verloren gegangen.

Die Zeiger rücken vorwärts, die Tische leeren sich, zurück bleiben Rechnungsbelege, zerknüllte Servietten, Reste von Kaffee oder Tee. Der Kellner wischt alles zur Seite, auch den Teil seines Lebens, der nicht hätte sein dürfen, der mit ihm verwachsen ist, den er nicht loswird, was immer er auch unternimmt.

Neue Gäste kommen, leise und behutsam, oder laut und aufdringlich. Zu zweit, zu dritt, zu viert. Auf der Durchreise, längst im Morgen und Übermorgen. Geschwätzig fast alle. Nur wenige, die den Atem anhalten vor Glück.

Draußen auf der Straße ruft Hannah ein Taxi.

Rue Jean-Baptiste Pigalle 15, sagt sie voller Stolz, als würde sie in ein Luxushotel einziehen, sich umgeben mit Reichtum, Eleganz und Schönheit.

Der Fahrer wirft ihr Gepäck achtlos in den Kofferraum, setzt sich ans Steuer und fährt los. Über der Seine stockt der Verkehr. Die Ambulanz kämpft sich mühsam durch das Chaos.

Da war einer zu schnell oder unvorsichtig, oder er ist in den Fluss gesprungen, weil er nicht mehr wollte. *C'est tout.* Sie greift verängstigt nach ihrem Herzen. Es schlägt weiter, tapfer und ausdauernd. Ich habe immer noch Pläne, immer noch eine Zukunft.

Werbeplakate fliegen vorbei, aufdringlich, mit nichtssagenden Slogans und in schreienden Farben; unbekannte Straßennamen, Theater, Kinos. Leuchtreklamen. Das meiste dient der Zerstreuung, lenkt zumindest ab, lässt für eine Weile den eigenen Alltag vergessen. Straßenkehrer sorgen dafür, dass die Stadt so bleibt, wie sie ist oder sein sollte.

Wir sind da, sagt der Taxifahrer und nimmt das Gepäck aus dem Kofferraum, verabschiedet sich mit einem leichten Kopfnicken.

Ich bin für längere Zeit auf mich allein gestellt, denkt Hannah, ohne sich zu ängstigen.

Der Code stimmt, die Tür öffnet sich. Im Briefkasten liegt der Schlüssel, daneben eine Notiz. *Ich werde mich demnächst bei Dir melden.*

Kaum in der Zweizimmerwohnung, schaut sich Hannah neugierig um, fällt beruhigt auf einen Stuhl. Als wäre ich schon immer hier gewesen, als hätte ich schon immer hier gewohnt.

Sie schließt für einen Moment die Augen. Das Meer trägt, sagt sie leise vor sich hin.

Draußen klappert der Deckel eines Abfalleimers, wird eine Türe geöffnet und wieder geschlossen, eine Stimme hörbar, die einen Tadel erteilt oder ein Lob ausspricht, wird das Leben vorangetrieben oder eine Weile zum Stillstand gebracht.

Unabhängigkeit, Furchtlosigkeit, Schönheit.
Ich möchte sie wiederfinden.

Der Blick aus dem Fenster ernüchtert: ein kleiner Hinterhof, der Himmel ein winziger Ausschnitt, in der Mitte ein Bäumchen, das sich eifrig dem Licht entgegenstreckt. Es ist aufrecht gewachsen, gibt nur widerwillig die Blätter her, die eine Weile im Wind treiben und lautlos fallen. Neben dem Kellereingang stehen drei Abfalleimer, ringsum eng aneinandergebaute mehrstöckige Häuser, als könnten sie nicht allein existieren, als kämen sonst Furcht oder Kälte über sie. Im vierten Stock steht eine Frau gelangweilt am Fenster, verschwindet wieder. Der Vorhang wird zugezogen. Ein Schatten bleibt sichtbar.

Der Koffer ist schnell geleert, die Dinge dorthin gelegt, wo sie wieder gefunden werden können. Im Kleiderschrank hängen mehrere Bügel, im Bad steht ein Zahnbecher, in der Küche das, was den Aufenthalt sichert: Kaffee, Milch, Brot, Honig, ein Toaster, ein Warmwasserbehälter, Tassen, Besteck, Geschirrtücher. Es ist an alles gedacht.

Die Bücher gehören neben das Bett, denkt Hannah. Notwendig für jene Stunden, in denen alles fehlt, sogar Jan. Sätze, Lebensentwürfe, Bekanntes und Unbekanntes. Biografien, Romane, erdichtet oder nahe an der Wahrheit. Außerdem ein leerer Skizzenblock, wenn das Wort an Kraft verliert.

Ich werde mich umziehen, einkaufen, mir zu Fuß einen winzigen Teil von Paris aneignen. Ich will die Stadt für mich gewinnen, ihr die Frevelhaftigkeit abgewöhnen, sie mir gefügig machen, neu ordnen, was vielleicht gar nicht zu ordnen ist. Ich bin offen für alles, auch für das Schräge, Verrückte, das, was nicht in die Normalität passt.

Du hast in allem zu viel, sagte Jan, wenn er Streit anfangen wollte. Du willst auch ständig zu viel. Wozu?

Für meine Eitelkeit, zur Selbstbestätigung, um zu wissen, wer ich sein könnte, vielleicht auch, um für andere Männer schön und begehrenswert zu sein.

Hör auf damit! Es genügt, wenn du mir gefällst!

Manchmal genügt es mir eben nicht.

Er sah sie dabei hilflos an, bereute, dass er überhaupt etwas gesagt hatte.

Noch einmal jung sein, für ein, zwei Tage, nur um zu wissen, wie sich das anfühlt, nachholen, was versäumt wurde, leichtsinnig in allem, auch in der Liebe, verschwenderisch, mutig, trotzig. Hannah zieht ihr pinkfarbenes Jackett an, verzichtet auf einen letzten Blick in den Spiegel, nimmt ihre Handtasche, schaut hinauf zum Himmel: ein Tag mit viel Licht. Alles ist offen.

Beim Absperren der Türe hat sie das Gefühl, angekommen zu sein. Ich kann tun, was ich will, und ich kann gehen, wohin ich will.

Im Flur steht ein älterer, gut gekleideter Herr.

Sie sind hier auf Besuch?

Ja, bei Herrn Galmiche.

Wir sind seit Jahren Nachbarn. Er ist momentan in seinem Landhaus. Wenn ich mich bei Ihnen vorstellen darf: Monsieur Pichon. Sollten Sie etwas brauchen, dann läuten Sie einfach bei mir im dritten Stock. Sie können auch eine Nachricht in meinen Briefkasten werfen.

Das beruhigt, sagt Hannah.

Der Aufzug ist eng und aus Glas, ein Entkommen möglich. Im Flur betrachtet sie die Briefkästen, liest Namen, vergisst sie wieder. Denkt sich lange Geschichten aus, mit vielen Fortsetzungen und tragischen Zwischenfällen, geht hinaus auf die Straße: Ich nehme mir eine Auszeit.

Das Trottoir ist schmal. Hannah weicht einer Frau mit Kinderwagen aus, einem Pärchen, das nicht aufhören will, sich zu küssen, einem Mann mit Gehstock, betrachtet sich flüchtig in einem der Schaufenster, streicht unauffällig über ihr Haar. Immer noch attraktiv, immer noch agil. Vielleicht gefalle ich einem Mann, den ich noch nicht kenne. Mich schämen? Wofür?

Am Place Pigalle ist das Zwielichtige zu Hause, gibt es Sexshops mit allem Zubehör für jede Art von Neigung: Schaufensterpuppen in Reizwäsche, Zubehör für geheime Spiele. Hier tummeln sich jene, die nicht wissen wohin mit ihrem Sexualtrieb: verschämte Priester, frustrierte, brave Ehemänner, Junggesellen, Halbwüchsige. Sie verschwinden rasch und unauffällig in einem der Läden.

Auch jene sind unterwegs, die sich fürchten, etwas anderes zu denken oder zu tun als das, was die Gesellschaft von ihnen verlangt. Sie sehen nur, was sie unbedingt sehen müssen. Nirgendwo heimisch, haben sie längst vergessen, wie ausgelassen sie sein konnten, wie unbedacht und haltlos.

An der Straßenecke hat sich eine Zigeunerfamilie auf einem Pappkarton niedergelassen. In Decken eingewickelt, erschöpft vom Dasein, von der Perspektivlosigkeit, vom Anblick der Wohlhabenden – aus Bethlehem oder direkt von nebenan. Wenn es regnet, flüchten sie in eigene vier Wände, kaum größer als eine Hundehütte.

Mein Mitgefühl, denkt Hannah, reicht nicht aus, um etwas daran zu ändern.

Die Stadt fordert ihren Tribut. Sie ist laut und hastig. Hannah geht hinunter in die Metro, passt sich der Geschwindigkeit der Einheimischen an, rennt mit, als ob sie etwas versäumen könnte, steigt ein. Ein Mann beginnt auf seiner Ziehharmonika ein melancholisches Lied zu spielen. Eine junge Dame nimmt ihn mit ihrem Smartphone auf, reicht ihm eine Münze für ihre Dreistigkeit, ihn als billiges Souvenir benutzt zu haben.

Die einzelnen Stationen lesend betrachtet Hannah mehrere Fahrgäste, die ein- und aussteigen. Sie sind abwesend oder apathisch, im Kopf diffuse Gedanken und Gefühle.

Es wird eng.

Sie presst ihre Handtasche an sich, hält sich mühsam an einer Stange fest. Ein Kind drängt, die Mutter ermahnt, wird ungeduldig und schreit. Eine Blondhaarige liest in einem Buch, schreibt zwischendurch eine SMS. Neben ihr sitzt ein älterer Herr, träumt von der großen Liebe, verschwendet dabei nur seine Zeit.

An der Station Place de la Concorde steigt Hannah aus. Oben angekommen kann sie nur staunen. Wohin sie auch ihren Blick richtet, ist Weite, sind Pracht und Luxus, ist reine Verschwendung. Aber auch das Banale, Gewöhnliche lässt sich nicht übersehen. Es riecht nach Urin, Staub wirbelt auf, die Abfalleimer quellen über, Zeitungsfetzen werden vom Wind hin- und hergetrieben – Nachrichten von gestern, heute schon nicht mehr gültig.

Das Leben drängt voran.

Wieder läuft sie den anderen hinterher, als müsste sie zu den Ersten gehören. Sie geht den breiten Boulevard entlang, betrachtet Häuser, die ihren Reiz trotz all der Jahre nicht verloren haben. Die Restaurants sind voll. In den Nobelgeschäften probieren die Reichen und Vornehmen ein neues Selbstverständnis. Ein Mann rempelt sie an, findet keine Zeit für eine Entschuldigung.

Hannah bleibt immer wieder stehen, ist entspannt und voller Übermut. Auf der Pont Neuf verweilt sie länger als sonst und blickt hinunter auf die Seine. Dort hat sich vor Jahren ein Dichter hineingestürzt. Worte, nutzlos angesammelt, haben ihm den Atem geraubt, das Heimweh hat alles in ihm abgewürgt, was gedeihen sollte. Wer ohne Halt ist, wird ihn auch in Paris nicht finden können.

Die Bouquinisten öffnen ihre Stände. Hannah lässt sich vom Touristenstrom mitreißen, ist verwundert, dass Kitsch und Kunst, Billiges und Teures, Wertvolles und Ramsch auf diese Weise nebeneinander existieren: Werbeplakate, Kunstdrucke, laienhaft oder von großen Meistern, alte Bücher, Schlüsselanhänger, Tabletts, Tassen mit oder ohne Eiffelturm. An jedem der Stände erfahrene Händler, arglose oder findige Käufer.

Sie blättert in Bildbänden, findet jenen Maler, der sie schon immer interessiert hat. Einer, der früh an den Rand des Lebens gedrängt wurde. Zuhause zwischen Moulin Rouge und Pigalle gab er sich bevorzugt mit Dirnen ab, trieb sich meist in Spelunken herum, hielt alles, vor allem das Dunkle und Sündhafte, in seinen Bildern fest. Starb früh an Syphilis und Trunksucht. Vielleicht werde ich mir im Museum einige seiner Werke anschauen.

Die Fülle erschöpft. Hannah lehnt sich an die Brüstung, will die Pulsschläge einer Weltstadt spüren. Sie sind zu schnell, ihr Atem ist hastig und oberflächlich.

In allem zu viel, denkt sie.

Was macht den Reichtum dieser Stadt aus? Künstler, Dichter, Musiker, Komponisten, Phantasten, Illusionäre? Paris lenkt ab, begeistert. Ist schonungslos offen und kraftraubend.

Für heute genug. Ich fahre wieder zurück. Der Code, der gläserne Aufzug, die Türe. Ich bin jederzeit willkommen.

Der Hinterhof liegt im Schatten. Hannah betrachtet den Himmel, die gegenüberliegenden Fenster.

Kaum im Wohnzimmer wirft sie die Schuhe von sich, zieht den Mantel aus, hängt ihn ordentlich über den Kleiderbügel.

Ich habe mir noch gar nicht die Zeit genommen, mein neues Zuhause genauer zu betrachten. Die Wände sind voller Bilder. Porträts, Landschaften, Skizzen. Einige Originale – geschmackvoll arrangiert und in passenden Rahmen.

Hier stimmt alles, denkt sie, hat alles den Platz, der ihm zusteht. Hier kann ich endlich zur Ruhe kommen. Sie setzt sich auf das abgewetzte Plüschsofa: nichts denken, nichts wollen, nur sein.

Die Dämmerung kommt ganz allmählich. Die Helligkeit des Tages wird lautlos von der Nacht abgelöst.

Auf dem Tisch steht ein Telefon. Hannah nimmt entschieden den Hörer zur Hand: Jan, mein Geliebter, mein verschmähter Ehemann, mein Schicksal, meine Tragik. Mein Glück. Was sage ich ihm?

Sie legt wieder auf. Kein Anruf, so war es vereinbart. Auch kein Brief. Ich will nichts herausfordern. Er hat in den letzten Jahren zugenommen, ist oft nervös, kommt schnell an die Grenze seiner Belastbarkeit.

Ein kleines Abendessen? Ich habe keinen Hunger. Was ich brauche, sind Ruhe und Schlaf. Sie zieht sich aus, legt sich ins Bett.

Mir ist kalt. Jetzt einen Mann neben mir: jung, feurig, ungeduldig, voller Leidenschaft und Untreue.

Ich werde noch ein paar Zeilen lesen.

Das Buch fällt ihr nach einigen Seiten aus der Hand.

Die erste Nacht ist ohne Traum, ein Aufenthalt im Niemandsland, in der Leichtigkeit; keine Verwirrung, kein Gestern und Vorgestern.

Hannah wacht auf, tappt durch den Raum, geht ans Fenster. Das Bäumchen hat standgehalten. Die dünnen Äste bewegen sich leicht und gefällig im Wind.

Der Himmel ist grau. Es regnet.

Das wird nicht andauern. *Pluie matinale n'est pas journal,* hat ihr ein alter Franzose einmal gesagt, als sie mit ihrem Mann in der Normandie den Sommerurlaub verbracht hat und es am Morgen schon geregnet hatte.

Ein fast scheuer Blick in den großen Spiegel, in dem Hannah ihren älter werdenden Körper betrachtet wie etwas Fremdes, Unangenehmes, fast Abstoßendes. Wie war das, als ich jung gewesen bin?

Sie setzt einen der Strohhüte auf, die auf der Garderobe liegen, dreht sich, wagt ein paar Tanzschritte, kokettiert mit dem eigenen Ich, hört das Telefon läuten, ist verwundert, hebt schließlich ab.

Bonjour, c'est Xavier. Hast du gut geschlafen? Auch gefunden, was du nicht gesucht hast?

In deiner Wohnung ist das ohne Weiteres möglich. Figuren, Bilder, Fotos, Kunstbände, Hüte, Bücher – viel Schönes und Außergewöhnliches. Meine Sprachkenntnisse reichen leider nicht aus, um französische Romane im Original zu lesen. Ein Zuhause auf Zeit, still und unaufdringlich. Hier müsste mir gelingen, was ich in den letzten Jahren immer wieder versucht habe. Was mir auffällt, sind die vielen Fotos, fast ausschließlich von deiner Familie. Hast du lange allein gelebt?

Nur so lange, bis der Richtige gefunden war. Der von irgendwoher kam und irgendwohin wollte. Ich habe ihm keine einzige Frage gestellt. Wenn du die Wahrheit hören willst, musst du warten können, Monate oder sogar Jahre. Jorge ist tagelang unterwegs gewesen, kam immer wieder zurück. Hat häufig Briefe geschrieben in einer Sprache, die mir fremd war, erzählte mir von jungen Männern, verführerisch, attraktiv, undurchsichtig oder seriös. Provokationen, mehr nicht. Erst als er anfing, für uns beide zu kochen und dabei zu singen, wusste ich, dass er sich für mich entschieden hatte.

Seit wann ist das so?

Seit neunzehn Jahren. Es passiert immer noch, dass er Alleingänge bevorzugt, darüber schweigt. Ich muss mich nicht in sein Leben hineinzwängen.

Und sein Beruf?

Er kann alles und nichts. Wenn er gelegentlich eine Arbeit findet, reicht uns das. Ich werde weiterhin für ihn sorgen.

Deine Art, ihn zu lieben?

Vermutlich. Wenn du Jorge siehst, dann warte ab. Was er erzählen will, erzählt er auch, ein langer, manchmal ermüdender Strom.

Ich kann zuhören. Märchen nehmen immer ein gutes Ende.

Es sind keine Märchen, eher raue, teilweise widerwärtige Geschichten, manchmal nah an der Lüge, weil die Wahrheit sonst nicht zu ertragen ist.

Hast du dich, seit wir uns das letzte Mal sahen, verändert?

Wie jeder andere auch. Ein paar Illusionen weniger, der Realität ein Stück näher. Das bindet aneinander. Was willst du außer Paris noch kennenlernen? Unser Landhaus? Das Meer? Die nähere Umgebung?

Das Meer trägt. Fahren wir dorthin, wo die Zeit stehen geblieben ist.

Nächste Woche melde ich mich wieder. Wenn du etwas brauchst, ruf an. Monsieur Pichon kann dir im Notfall weiterhelfen. Er ist zuverlässig und hilfsbereit. Einen Concierge gibt es in unserem Haus nicht, du darfst darüber froh sein.

Eine fremde Stadt zwingt zum Nachdenken, zwingt hinein in die Wahrheit, in das eigene Selbst.

Wo gehe ich heute hin? Dorthin, wo es fast alle Touristen hindrängt. Manchmal bin ich ein Herdentier.

Hannah reiht sich in die Warteschlange ein, denkt an Jan, an gemeinsame Reisen, Wanderungen, Gespräche, die kein Ende nehmen wollten. Konflikte, für die es keine Lösung gab, an Zärtlichkeiten, die immer wieder versöhnten.

Wir haben uns nie belogen. Die Wahrheit ist eine Zumutung.

Der Wächter wirft einen fast scheuen Blick in Taschen und Rucksäcke, gibt ein Zeichen, zügig weiterzugehen. Hannah ist unschlüssig.

Museen ermüden mich. Die Kunst ist bedrängend, manchmal von einer Schönheit, die mich verstört und aufwühlt. Ich verzichte, zumindest heute. Das wahre Leben ist anderswo.

Sie dreht sich um, geht wieder zurück, findet, ohne lange zu suchen, eines der unauffälligen, preiswerten Lokale, setzt sich an einen Zweiertisch, sieht in der hintersten Ecke eine alte Frau, neben sich eine leere Flasche Wein. Sie versucht aufzustehen, taumelt, setzt sich, bestellt eine zweite Flasche.

Eine, die säuft und vergessen will. Die nicht vergessen kann und weitersäuft. An jedem Finger einen auffallend großen Ring, eine schwarz umrandete Brille, die ihrem Gesicht etwas Clowneskes verleiht.

Sie muss einmal schön gewesen sein, denkt Hannah, ihre Hände allerdings haben etwas Derbes. Sie taugen dafür, um jemanden umzubringen.

Zwischendurch stützt sie mit der einen Hand ihren Kopf, dreht verzweifelt an einem der Ringe, trinkt mit der anderen zitternd das Glas leer, sieht nichts und niemanden. Murmelt unablässig vor sich hin. Schuldzuweisungen, Halluzinationen. Rechtfertigungen. Alles kreist nur mehr um ihr eigenes, zerschundenes Ich.

Hannah bestellt Salat. Der Kellner ist unaufdringlich und wendig. Gäste kommen, erzählen, übertreiben in ihrer ganzen Art, lachen über sich selbst, noch mehr über die Dummheit der anderen. Die einzige Methode, nicht zu verzweifeln.

Ich bin müde vom Leben.
Ich bin begeistert vom Leben.

Meine Sätze – immer und immer wieder. Solange die Müdigkeit nicht überwiegt, bin ich gerettet.

Sie beobachtet, wie ein Herr in ihrem Alter unschlüssig an der Türe steht, sich kurz umsieht, dann auf ihren Tisch zusteuert.

Kann ich mich zu Ihnen setzen?

Bitte, sagt Hannah, in sich diese eilige Dankbarkeit: Da interessiert sich tatsächlich jemand für mich.

Das Schweigen dauert nicht lange. Hannah will reden, jetzt und auf der Stelle. Es hat sich schon zu viel in ihr angestaut.

Kennen Sie das?, fragt sie ihn und sieht ihm dabei direkt ins Gesicht: Müdigkeit und Begeisterung zugleich.

Warten Sie!

Er zieht seinen Mantel aus, setzt sich ihr gegenüber.

Sie machen keine langen Umwege, sagt er. Das schätze ich an anderen. Auch ich bin manchmal müde, sterbensmüde. Was mich erhält, ist das Schöne, und davon gibt es in Paris genug. Unvergängliche Meisterwerke, damit wir daran glauben können, dass wir selber unvergänglich sind.

So habe ich das noch nie gesehen.

Hannah bestellt Wein, trinkt auf sein und ihr Wohl, überlegt, was sie an diesem Mann so anziehend findet, denkt schuldbewusst an Jan, seine Dünnhäutigkeit, seine Zweifel, seine Krankheit.

Sind Sie alleine hier?

Ich habe mir eine Auszeit genommen.

Das hätte ich damals auch machen sollen.

Manche Formulierungen habe ich mir längst abgewöhnt.

Und welche?

Ich müsste, ich könnte, ich sollte.

Dann sind Sie zu beneiden und zu bewundern.

Haben Sie Kinder?

Zwei, einen Sohn, der nicht weiß, was er will, und eine Tochter, die immer weiß, was sie will.

Und was gefällt Ihnen besser?

Zu wissen, was man will. Ich habe es ein einziges Mal ganz klar gewusst, als ich mich vor Jahren von meiner Frau getrennt habe.

Und jetzt?

Heute dies, morgen das. Wenn ich mich für etwas entscheiden soll, finde ich schnell einen Einwand, der mich daran hindert. Mir fehlt häufig die Tatkraft.

Das kenne ich von Jan.

Ihr Mann?

Sie nickt.

Dann werden Sie kaum daran interessiert sein, dass ich Ihnen ein unbekanntes Paris zeige.

Interessiert bin ich immer und fast an allem.

Maurice, sagt er, nennen Sie mich einfach so.

Die Trinkerin hat den Weg zum Ausgang gefunden. Nebenan haben zwei Paare Platz genommen, die heftig debattieren, sich ihre Argumente lautstark an den Kopf werfen, sich ereifern für Gott und die Welt, immer noch an eine Verbesserung der gesellschaftlichen Zustände glauben.

Wann habe ich mich zuletzt so ereifern können? Mir ist die Leidenschaft abhanden gekommen. Ich möchte sie wiederfinden. Irgendetwas an meinem Gegenüber erinnert mich an Jan, denkt sie erschrocken, die Gestik, die Müdigkeit in den Augen. Es sind immer dieselben Männer, die mich interessieren.

Maurice beginnt zu erzählen, ehrlich und ausführlich.

Vielleicht hätten wir es doch geschafft. Meine Frau ist kaufsüchtig, lebte immer über unsere Verhältnisse. Was ihr gefiel, wollte sie sofort besitzen. In der Wohnung stapelten sich die Kartons. Vieles hat sie gar nicht ausgepackt. Warum?, sagte sie nur, wenn ich sie daraufhin ansprach. Die Kinder wurden Nebensache. Immer öfter hat sie die beiden auch allein gelassen. Meine Mutter musste fast täglich einspringen, und zwischendurch blieb ich selbst zu Hause.

Und Ihr Beruf?

Ich bin Antiquar. Kostbare Bücher, in denen ich gelegentlich blättere. Es fällt mir jedes Mal schwer, sie aus der Hand zu geben.

Ein Sammler?

Nicht unbedingt. Mich erfreut schon Weniges. Ich liebe meine Tätigkeit.

Haben Sie Kontakt zu Ihrer Frau?

Selten. Ich brauche nicht für sie aufkommen. Aber ich muss weiterhin Schulden abbezahlen. Und bei Ihnen?

Noch einiges im Ungleichgewicht. Vielleicht bleibt es auch so, und ich muss damit einverstanden sein. Und wenn wir jetzt gleich losgehen?

Sie haben recht. Warum eine gute Idee auf morgen oder übermorgen aufschieben?

Maurice führt Hannah in abgelegene Winkel, zeigt unauffällige, von den Touristen kaum wahrgenommene Besonderheiten.

Im Detail liegt das wirklich Schöne, sagt er. Balkonverzierungen, Fensterumrahmungen, Türen, Häuserfronten, kleine Museen, alte Brunnen, Gärten. Das meiste liebevoll gepflegt und gut erhalten.

Hannah ist begeistert.

Ich hätte das alles übersehen.

Zum Montmartre finden Sie allein. Dort trifft sich das ganze Jahr über Gott und die Welt. Touristen schieben sich gnadenlos aneinander vorbei, kaufen jeden Kitsch, der ihnen angeboten wird. Händler und Künstler werden Sie bedrängen. Alles wird Sie dort bedrängen, auch die Religion.

Sind Sie Atheist?, fragt Hannah.

Weder das eine noch das andere. Davon später. Ich bin in meinen Ansichten nicht klar genug.

Er sieht sie mit rührseligem Blick an. Das kenne ich, denkt Hannah, von solchen Männern werde ich schnell vereinnahmt.

Waren Sie schon im Museum?

Warteschlangen halten mich meist davon ab, dann die Gaffer, außerdem diejenigen, die allzu kluge Kommentare abgeben, die jedes Bild anstarren, um es mit ihren Augen in Besitz zu nehmen.

Ich empfehle Ihnen, am frühen Morgen hinzugehen, gleich nach der Öffnung. Begnügen Sie sich mit zwei oder drei Werken, das lohnt sich. Außerdem: Meiden Sie bestimmte Viertel!

Eine Gebrauchsanweisung für eine Frau, die sich hier alleine herumtreibt?

Sie sind selbstständig genug, natürlich. Verzeihen Sie! Oder Sie schauen sich Skulpturen an. Ich kann mir vorstellen, dass Sie gern mit den Händen anfassen, was sich Ihnen nicht entzieht.

Hannah ist irritiert, nickt.

Sind Sie in einem Hotel untergebracht?

Privat, die Wohnung gehört zwei Homosexuellen. Xavier und Jorge sind jedoch die meiste Zeit auf dem Land.

Und Sie kommen damit zurecht?

Wo liegt das Problem?

Maurice sieht sie erstaunt an.

Für heute genug, sagt Hannah unvermittelt und reicht ihm freundschaftlich die Hand.

Es gibt noch mehr, was ich Ihnen zeigen kann. Bei einem nächsten Treffen vielleicht.

Überlassen wir es dem Zufall.

Den wird es nicht geben. Die Stadt ist zu groß und zu unübersichtlich. Sie lässt jeden im Stich, der unbedingt etwas finden will.

Maurice küsst sie auf beide Wangen, wünscht ihr einen angenehmen Aufenthalt und geht.

Hannah schaut ihm so lange nach, bis er in der Menge verschwunden ist. Vielleicht sollte ich ihm hinterherlaufen.

Jan hat das letzte Wort.

In der Nacht wacht sie schweißgebadet auf, schaltet das Licht an.

Der Hinterhof liegt im Halbdunkel. Der Mond zieht teilnahmslos über die Dächer. Kein einziger Stern ist zu sehen. Die Häuser befinden sich im Tiefschlaf. Ein lauter Schrei von irgendwo, das unaufhörliche heisere Bellen eines Hundes.

Wer nicht schlafen kann, holt das Vergangene in die Gegenwart zurück, rätselt lange daran herum, bereut oder erinnert sich an das, was immer noch nicht gelöst ist, schwört Rache, trinkt billigen Wein, besäuft sich, um zu vergessen.

Es gibt bessere Methoden, denkt Hannah. Ich kann die Dunkelheit als zuverlässigen Freund betrachten. Sie fügt mir kein Unrecht zu, umarmt mich mit Sanftheit, weicht erst dann von meiner Seite, wenn es hell wird.

Sie schläft noch einmal ein.

Freundin Elena steht ihr plötzlich gegenüber. Sie ist schmal und blass, wird von ihrem Reichtum gepeinigt, ist großzügig, verschwenderisch in ihrer Gestik, manchmal theatralisch, hält nicht viel davon, Geld anzuhäufen, ist wenig geübt darin, Millionärin zu sein. Sie hat das Geld geerbt. Jetzt wächst es von selbst, wächst ihr langsam, aber sicher über den Kopf. Was wird aus deinem Vermögen, wenn du tot bist? Du hast keine Kinder. Verzeih, es geht mich nichts an.

Hannah wacht erschrocken auf.

Mir fehlt die Erfahrung mit jenen, die reich sind, der richtige Umgang, der nur ihnen gemäße Ton. Ich werde mich von Elena trennen.

Sie lässt Bilder vorbeiziehen, unnütz, gefährlich, aber auch trostvoll, steigt aus dem Bett, streckt sich, ist glücklich.

Ich bin ausgeruht, der Tag kann beginnen.

In der Dusche lässt sie langsam und genussvoll heißes Wasser über ihren Körper rinnen, übt das Vergessen, trocknet sich ab, zieht sich an.

Heute ein reichhaltiges Frühstück. Kaffee, Marmelade, Brot, ein Ei, Schinken, von allem das Beste.

Sie schaltet das Radio an. Nachrichten aus aller Welt. Ich will momentan nicht dazugehören. Ich lebe auf einer Insel.

Von den Wohnungsnachbarn ist kein einziger Ton zu hören.

Jan und ich haben uns immer viel Zeit füreinander genommen. Wir haben auch das angesprochen, was Angst gemacht hat, das Dunkle und Heikle. Jan ist offen gewesen und wird es auch weiterhin sein. Als wir uns zum ersten Mal begegnet sind, erzählte er mir seine ganze Familiengeschichte. Das war kaum zu ertragen. Hätte er gelogen, wäre es nie zu einer Beziehung gekommen.

Mitten in ihre Gedanken hinein läutet das Telefon.

Wir werden dich am Dienstag abholen, sagt Xavier, vielleicht am frühen Vormittag. Was meinst du dazu?

Einverstanden. Ich freue mich auf euch beide!

Noch zwei Tage, denkt Hannah. Wofür? Paris bietet alles gleichzeitig. Das macht ihren unerträglichen Charme aus, strapaziert aber auch. Jan ist weit entfernt, Maurice ein Hirngespinst. Ich werde ihn suchen. Ich werde beide suchen.

Sie räumt das Geschirr in den Schrank, zieht sich an, bleibt sinnierend an der Wohnungstür stehen, zieht sich wieder aus.

Menschen, Gesichter, Träume, Hirngespinste. Es ist immer dasselbe. Ich verliere mich im eigenen Dickicht. Ohne direkten Kontakt zu Menschen, die mir nah sind, fängt im Kopf etwas zu rumoren an, gerate ich schnell in ein gefährliches Gedankenlabyrinth.

Ich werde Xavier einen anderen Vorschlag machen.

Sie überlegt nicht lange, nimmt entschlossen den Hörer in die Hand: Könnt ihr heute schon kommen?

Du hast Heimweh?

Ich brauche die Nähe zu Menschen, die ich kenne.

Dann werden wir eben früher als geplant in Paris sein.

Hannah schminkt sich, packt in ihre Tasche, was sie unbedingt brauchen wird, zieht ein schönes Kleid an, dreht sich nach allen Seiten, betrachtet sich selbstgefällig im Spiegel:

Mein Alter, mein Schicksal, meine Würde. Erhabene Worte. Ich bleibe dabei.

Auf dem Land

Du hast dich kaum verändert, sagt sie zu Xavier und umarmt ihn mit großer Herzlichkeit.

Eine Schmeichelei, mehr nicht. Darf ich vorstellen? Jorge, mein Partner seit vielen Jahren.

Jorge steht vor ihr, aufrecht und schön, dichtes schwarzes, leicht gewelltes Haar. Im Gesicht ein kaum erkennbares, fast müdes Lächeln.

Der von irgendwo, denkt sie, umarmt ihn wie einen tot geglaubten Bruder, wie einen, den sie schon immer gekannt hat, entdeckt in seinen Augen Warmherzigkeit und zugleich tiefe Abgründe. Jorge küsst sie auf beide Wangen, öffnet ihr höflich die Wagentür.

Es kann losgehen, sagt Xavier. Du siehst blendend aus, auch ohne Jan.

Das täuscht.

Hast du dich eingewöhnt?

Das war nicht nötig. Ich habe mich in eurer Wohnung sofort heimisch gefühlt.

Jorge schweigt, sieht in sich hinein, in seinem Inneren eine Fülle von Erinnerungen, die er täglich neu betrachten will und muss, berührt sanft ihre Schulter. Fragt: *Bien?*

Très bien!

Die Landschaft ist eintönig, der Verkehr mäßig, Xavier ein sicherer Autofahrer. Über ihnen ein weiter wolkenloser Himmel. Immer wieder tauchen einzelne Dörfer auf, auch Schlösser mit riesigen Parkanlagen. Gepflegt oder verwahrlost, streng bewacht oder längst verwaist.

Obwohl die Adligen nicht mehr an Schlossgeister glauben, sagt Hannah, verirren sie sich häufig in der Vergangenheit, finden sich kaum zurecht in diesem Wirrwarr von Geschlechtern, Untaten, Helden und Versagern. Die meisten sind verarmt und ohne jede Phantasie.

Eine Renovierung ist teuer. Außerdem ist es im Winter in den Räumen sehr kalt, sagt Xavier. Vielleicht möchtest du ja eines kaufen und Schlossherrin spielen.

Mir genügt ein Zimmer, ein Bett, ein Buch, ein Mann.

Jorge spricht vom Morgen, umgeht standhaft das Gestern.

Ich habe regelmäßig zu tun, sagt er. Ich weiß, es klingt wie eine billige Rechtfertigung. Xavier sorgt für mich, wenn ich finanziell in Not gerate, aber das ist selten. Nächste Woche werden Freunde von uns umziehen. Wir müssen die Wohnung vollständig renovieren. Das mache ich am liebsten. Das ist auch mein Beruf. Aber wenn es sein muss, bin ich genauso gut Aushilfskellner, räume ich Regale ein, oder ich pflege die Gärten von Reichen. Ich kann alles, aber ich will nicht alles.

Das musst du auch nicht.

Xavier nickt, ist einverstanden mit dem, was Jorge sagt und will. Jorge ist sein Glück, seine große Liebe.

Viele Dörfer wirken verlassen und öde.

Das ist mittlerweile überall so, sagt Hannah. Der Ort, in dem ich geboren bin, stirbt langsam aus. Dort leben fast nur mehr alte Menschen. Zu Fuß geht kaum einer, alle fahren mit dem Auto. Die Jungen ziehen in die Städte. Verlassene Häuser haben etwas Morbides, das fasziniert mich.

Mir geht es ähnlich, sagt Xavier. Ich wollte zuerst ein Gehöft kaufen, das völlig verwahrlost war. Meine Mutter hat mich davon abgehalten.

Und jetzt?

Ein gepflegtes Landhaus. Du wirst sehen. Wir haben trotzdem viel investiert. Wenn ich anhalten soll, dann sag es mir. Du hast heute in allem den Vorrang. Wie geht es Jan?

Ich weiß es nicht. Wir haben keinen Kontakt.

Findest du das gut?

Bis jetzt ja, ich werde hoffentlich rechtzeitig merken, wenn es uns schadet. Ich muss mich wiederfinden.

Sich wiederfinden, denkt sie, als ob ich mich je verlieren könnte. Und ergänzt: Wir werden beide etwas ändern müssen.

Jorge schweigt.

In einem der Dörfer ist Wochenmarkt, schieben sich Touristen und Einheimische hastig, fast rücksichtslos aneinander vorbei.

Kann ich aussteigen?

Hannah streunt zwischen den einzelnen Ständen umher, liebt den Geruch von Obst und Gemüse, betrachtet die vielen Blumensträuße, riecht an den Kräutern, sieht diese zufriedenen, selbstgefälligen Gesichter derer, die kein anderes Leben kennen und wollen, die hier geboren wurden und auch hier sterben werden. Sie bringt Äpfel mit.

Für unterwegs, sagt sie, und garantiert nicht sauer.

Jorge beißt in einen hinein, lacht: Sauer. Man hat dich angeschwindelt.

Angekommen, sagt Xavier, dort drüben siehst du schon das Gebäude, unser ganzer Stolz, unser Zuhause. Außerdem ein Gemüsegarten, ein kleiner Weiher.

Hannah staunt: Ihr seid Großgrundbesitzer.

Nicht unbedingt.

Vor dem Eingangstor sitzt eine Katze, steht auf, kommt auf Jorge zu und streicht schnurrend um seine Beine.

Wie viele Zimmer?

Für eine ganze Sippschaft.

Xavier führt fachkundig durch das Gelände.

Zuerst wollten wir auch Tiere, dann bliebe mir jedoch zu wenig Zeit für meine wissenschaftliche Arbeit. Ich muss jede Woche für drei Tage nach Paris. Jorge ist fast immer hier und macht das, was gemacht werden muss. Was willst du essen?

Ich bin nicht wählerisch.

Hannah sitzt im Wohnzimmer, denkt zurück an Tage, in denen alles gelang, das Leben sich anfühlte wie Seide. Dann wieder gab es Zeiten, in denen alles aus dem Ruder lief, die Tage zäh und voller Widerspruch waren. Jan? Jetzt nicht.

Wann hast du das Haus gekauft?

Vor fünfzehn Jahren. Es gibt noch einiges, das restauriert werden muss. Wir haben keine Eile.

Und eure Nachbarn?

Zuerst waren sie misstrauisch und distanziert. Allmählich ändert sich das. Wir laden sie einmal im Jahr zu unserem Sommerfest ein. Hast du es je bereut, Jan trotz seiner psychischen Störung geheiratet zu haben? Verzeih diese Frage!

Immer dann, wenn er einen Schub hatte. Jetzt nicht mehr. Die Krankheit ist niederträchtig und banal. Wir haben sie durchgestanden. Jan ist seit zwanzig Jahren in keiner Klinik mehr gewesen. *Je ne regrette rien.* Ich bereue nichts.

Und trotzdem brauchst du eine Auszeit?

Unsere Ehe stagniert. Wir drehen uns im Kreis. Wir sind, mehr als uns guttut, voneinander abhängig.

Das möchtest du ändern?

Ich muss mich ändern.

Hier hast du Gelegenheit genug, über alles nachzudenken. Du kannst dir den Tag einteilen, wie du willst. Wir werden dich nicht einengen.

Ich bin eine, die nicht gezähmt werden kann.

Das muss auch nicht sein.

Hannah umarmt Xavier, zeigt nach draußen.

Ein Buchfink, sagt sie, die Vögel singen. Hörst du sie?

Wenn ich hier bin, höre ich sie jeden Tag. Sie nisten in unseren Bäumen. Manchmal glaube ich, dass wir es schaffen könnten.

Was?

Dass die Welt sich zum Guten verändert.

Und dass sie damit anfängt, ergänzt Hannah.

So ungefähr.

Du bist ein Idealist.

Ich bin glücklich: Jorge und meine Arbeit. Mehr ist es nicht.

Der Tag vergeht mit vielen Annehmlichkeiten. Jorge kocht, Xavier arbeitet am Schreibtisch, erzählt zwischendurch Details aus seinem Leben. Hannah geht an den Weiher, den Waldrand entlang, um das Landhaus herum. Ein Nachbarhund bellt. Kommt ihr gefährlich nahe. Ich will nichts von dir und du nichts von mir.

Hast du Angst?, fragt Jorge.

Ich habe keine Beziehung zu Tieren. Ich weiß, das ist nicht normal. Aber was ist bei mir schon normal?

Die Frage können wir uns genauso stellen. Du brauchst ihn nur kurz streicheln, dann verschwindet er wieder.

Häufig ertappt sich Hannah dabei, dass sie die beiden beobachtet: Sie sind diskret in ihrer Zärtlichkeit, denkt sie, rücksichtsvoll und ohne Pathos. Probleme werden rechtzeitig an- und ausgesprochen.

Als hätte er ihre Gedanken erraten, sagt Xavier: Wir haben Möglichkeiten genug, es immer wieder zu schaffen. Wir lieben uns.

Schön, wie du das sagst.

Sie umarmt Xavier, dann Jorge.

Wo habt ihr euch kennengelernt?

Auf der Landstraße. Du möchtest wissen, wie es mit uns beiden angefangen hat?

Jorge beginnt zu erzählen, schaut sie dabei nicht an, verliert sich im Irgendwo.

Ich hatte anfangs weder Freunde noch eine regelmäßige Arbeit. Um nicht in Schwermut zu versinken, bin ich oft ins Freie gefahren, machte lange Spaziergänge, dachte dabei an meine Mutter und bereute, dass ich sie zurückgelassen hatte. Als ein Auto an mir vorbeifuhr, wünschte ich, der Fahrer würde mich mitnehmen. Aber wer macht einem Fremden schon ein solches Angebot?

Etwa fünfzig Meter von mir entfernt hielt er plötzlich an, stieg aus und kam auf mich zu: Wollen Sie mit? Ja, es ist noch sehr weit bis zum nächsten Ort. So hat es begonnen. Ich lernte andere Männer kennen, eine Provokation für Xavier. Das war nicht unbedingt nobel von mir. Lassen wir das! Kennst du Frauen, die nur deshalb auf der Welt sind, um zu tanzen? So war meine Mutter. Sie fing als Dreijährige schon damit an, tanzte, sang und dichtete, liebte und wurde geliebt, eine zarte, schöne Frau mit leichten, vollendeten Bewegungen. Bis ins hohe Alter hat sie sich diese Eleganz bewahrt.

Dann kamst du auf die Welt, und ihr Leben veränderte sich schlagartig.

Nicht allein durch mich. Vater hatte sie verlassen, als ich zwei Monate alt war. Der Tanz fordert alles, sagte sie immer. Da bleibt wenig Zeit für ein Kind. Sie musste sich nach einer Arbeit umsehen, wurde Wäscherin. Ich war ein guter Schüler und habe ihr kaum Kummer gemacht. Als sie meine homosexuellen Neigungen bemerkte, sagte sie mit Tränen in den Augen: Geh in ein anderes Land! Hier wirst du es immer schwer haben. Ich wollte nicht, hatte kurz eine Beziehung zu einem Gleichaltrigen, merkte bald, dass es unmöglich war, die Liebe nach außen zu zeigen. Heimlichkeiten machen krank. Mit sechzehn ging ich ins Ausland, fand mich kaum zurecht. Ich hatte Heimweh, nach meiner Mutter, meiner Sprache, nach Gerüchen, gewohnten Stimmen, nach Flüssen und Bergen, besonderen Plätzen, vor allem nach Kameraden, mit denen ich erste Geheimnisse ausgetauscht habe.

Und dein Vater? Hast du ihn gesucht?

Ich hätte nicht gewusst wo. Es gibt nur ein unscharfes Foto von ihm, außerdem üble Geschichten, die nicht dazu animierten, mich ernsthaft auf die Suche zu machen. Dafür habe ich Xavier gefunden. Manchmal gehst du viele Irrwege, bis du weißt, was du willst. Seit einigen Jahren weiß ich es.

Hannah trinkt an diesem Abend mehr als sonst. Fällt taumelnd ins Bett. Geister mit fratzenhaften Gesichtern tauchen auf, verschwinden wieder. Träume folgen rasch aufeinander, ohne sie zu bedrohen.

Es riecht nach Himbeersträuchern. Der Kindheitssommer hält an. Eine Mutter, hart und erbarmungslos, zerrt an der Bettdecke, schreit: Steh endlich auf, wir müssen zum Himbeerpflücken, je früher, desto besser. Der Vater mahnt: Du darfst nicht zu viel von der Kleinen verlangen.

Himbeeren schmecken nach Süße. Nach zwei Stunden ist der Eimer randvoll, die Mutter unzufrieden. Wir könnten noch mehr … Sie seufzt. Gehen wir nach Hause.

Nimm dir, sagt der Vater zum Kind. Die Mutter ist dagegen. Ich will Marmelade einkochen.

Im Keller sind mindestens zwanzig Gläser. Du gönnst der Kleinen aber auch gar nichts.

Die Früchte haben ihre Süße verloren. Die Sträucher verdorren. Der Himmel ist aus Blei.

Jorge rüttelt Hannah sanft an der Schulter. Du hast zwölf Stunden geschlafen.

Wo bin ich?

Bei uns.

Ich wollte mich betrinken, nicht einmal das schaffe ich. Dafür ein Traum von gestern und vorgestern. Die Vergangenheit behauptet sich immer wieder in der Gegenwart, nimmt zu viel Raum ein. Sie trennt mich vom Hier und Jetzt. Es wird eng.

Das ist bei mir genauso.

Bist du schon einmal betrunken gewesen?

Als Sechzehnjähriger, das, was daraus folgte, hätte mich beinahe ins Gefängnis gebracht. Seitdem trinke ich nur mehr in Maßen. Ein gutes Glas Wein tröstet, hält manchmal sogar im Gleichgewicht. Jeder hat eine andere Methode, um über Schwierigkeiten hinwegzukommen.

War deine Mutter streng?

Nur dieses eine Mal hat sie die Nerven verloren und gab mir eine Ohrfeige. Sonst hat sie eher nachgegeben und schnell verziehen. Seit mein Vater nicht mehr auftauchte, war ich der Einzige, den sie lieben konnte und wollte.

Und trotzdem hat sie dir geraten, fortzugehen?

Sie war eine großzügige Frau, hatte nichts Kleinliches an sich. Sie gab alles, forderte nur, was notwendig war, hatte ihren eigenen Standpunkt, eine innere Festigkeit.

Lebt sie noch?

Das ist ein heikles Thema. Ich werde dir sicher in den nächsten Tagen davon erzählen. Und dein Traum von vorgestern?

Immer nur Himbeeren, die viel zu schnell ihre Süße verlieren.

Wenn du darüber reden möchtest.

Vielleicht ein anderes Mal. Ich bin noch ganz benommen. Um wieder zu mir zu kommen, werde ich ein wenig herumstreunen. Das kann länger dauern. Macht euch deshalb keine Sorgen. Ich will ein Haus finden – für Jan und mich. In einem der umliegenden Dörfer.

Dann viel Glück!

Das Wetter hat sich geändert. Es ist warm geworden. Hannah bleibt immer wieder am Wegrand stehen, betrachtet das, was vor ihren Füßen liegt, sieht ab und zu in die Ferne. Eine flache Landschaft, die den Blick freigibt bis zum Horizont.

So gefällt es mir, denkt sie.

Das laute Geräusch eines Traktors zerreißt für einen Moment die wohltuende Stille. Der Fahrer, ein schwarzes Barett auf dem Kopf, winkt, biegt um die nächste Ecke.

Nie gewesen, denkt Hannah. Eine Illusion.

Links und rechts werden große Getreidefelder abgeerntet. Es riecht nach Herbst.

Meine Zeit ist begrenzt.

Sie kommt in ein für sie unbekanntes Dorf, merkt, dass die Häuser und Vorgärten gepflegt sind. Auf dem Marktplatz plätschert ein Brunnen, ringsum sind mit viel Geschmack Blumenrabatten angelegt.

Fast alle Tore und Türen sind geschlossen. Kaum einer ist auf der Straße. Ein älterer Herr kehrt am Trottoir das Laub zusammen, eine Frau mit zwei großen Einkaufstaschen geht rasch auf die andere Seite, ohne sie zu grüßen.

Die Bewohner sind zurückhaltend, fast ablehnend, denkt Hannah. Was habe ich erwartet? Dass mich einer willkommen heißt? Die Familien bleiben unter sich, Fremde sind nicht gern gesehen. Misstrauen – eine gesunde Basis für das eigene Leben.

Sie setzt sich auf eine Bank, hat dabei das Gefühl, getrennt von allem zu sein, was ihr Leben bisher ausgemacht hat.

Ein Vogelschwarm lässt sich im Geäst eines riesigen Baumes nieder. Sie steht wieder auf, geht an der Schule vorbei, am Gemeindehaus, an Häusern, die kaum einen Blick ins Innere gewähren. Am Dorfweiher säumen Schwertlilien den Uferrand, ein paar Enten tummeln sich im Wasser, die Sonne wirft helle Flecken auf die Oberfläche, die leicht zittern.

Eine gemeinsame Zukunft, ein zweites Zuhause, wenn wir in Pension gehen. Ich möchte daran glauben, dass die Welt sich bis dahin zum Besseren gewendet hat.

Am Ende der Dorfstraße entdeckt Hannah ein Haus.

Unbewohnt, denkt sie. Das könnte es sein, genau das: Weinreben an den Wänden, die sich im Herbst langsam färben, genügend Räume, ausreichend Zeit, um das zu tun, was notwendig und nützlich, schön und vergänglich ist.

Sie schlendert um das Gebäude herum, hört ein Zwitschern und Rascheln, ein Pfeifen und Zirpen, beobachtet ein Eichhörnchen, das sich mit Leichtigkeit von Ast zu Ast schwingt. Es duftet nach Harz und feuchtem Gras.

In ihre eigenen Gedanken vertieft, merkt sie gar nicht, dass ihr ein Mann in mittleren Jahren entgegenkommt.

Bonjour! Suchen Sie etwas?

Bonjour! Wissen Sie, wem dieses Haus gehört?

Es hatte verschiedene Besitzer. Zuerst wohnte hier eine Bauernfamilie, dann ein Notar aus Paris, zuletzt eine Frau, die angeblich Bücher schrieb. Sie hat sich täglich im Café aufgehalten, sich mit allen angefreundet, manchmal getanzt, war oft betrunken. Wer hat sie schon ernst genommen? Sie war herrisch und selbstgerecht. Keiner wusste, woher sie kam und was sie wirklich wollte. Ich habe sie oft nach Hause begleitet. Warum ich Ihnen das so genau erzähle? Wir hatten vor Jahren ein Verhältnis. Frauen wie sie haben keine Ausdauer. Der Sohn ist anders, gediegen, zurückhaltend, angenehm im Umgang. Vor ungefähr zwei Monaten ist er das letzte Mal hier gewesen.

Steht das Haus zum Verkauf oder zur Miete?

Da müssten Sie sich bei der Gemeinde erkundigen. Es lohnt sich nicht. Das Haus ist alt und feucht. Schon vor drei Jahren hat sich der Eingang gesenkt. Außerdem ist es im Winter in unserem Dorf sehr einsam. Sie werden, auch wenn Sie hier wohnen, von niemandem eingeladen. Die Familien bleiben unter sich. Das sollten Sie bedenken. Touristen kommen selten. Wir haben ja auch kaum etwas zu bieten. Das ist im Nachbardorf anders. Lassen Sie sich erzählen, was dort während des Krieges passiert ist. Manche Ereignisse bleiben im Gedächtnis, sie verjähren nicht.

Hier sein und malen: Bäume, Wolken, den Himmel, Gesichter, Gräser – das Kleine und Große. Jeden Tag neu erleben. Ich bin unrealistisch und kindisch. Wo gibt es schon einen Ort, der mich verzaubert und alles leichter macht? Nirgendwo.

Sie schaut neugierig durch eines der Fenster. Die Vorhänge sind offen. An den Simsen stehen Flaschen mit vertrockneten Blumen. Ein Raum ist vollgestellt mit altem Mobiliar. In der Ecke befindet sich ein Kachelofen, daneben, ordentlich aufeinandergeschichtet, große Holzscheite.

Ich höre Stimmen, denkt Hannah. In diesem Haus halten sich immer noch jene Geister auf, die nicht zur Ruhe kommen können. Ich möchte nichts mit ihnen zu tun haben. Sie sind unberechenbar und heimtückisch.

Sie summt eine alte Melodie vor sich hin, geht noch einmal am Weiher entlang, betrachtet die Bäume, alt und aufrecht gewachsen, mit dicken Wurzeln und struppigem Geäst, eine Weide lässt ihre Zweige tief in das Wasser hineinhängen.

Es gibt keinen Stillstand. Das Neue behauptet sich gegenüber dem Alten und umgekehrt.

Ein kleines Café an der Hauptstraße ist geöffnet. Touristen beugen sich eifrig über ihre Wanderpläne, diskutieren über ihre Ziele, lachen, sind voller Übermut.

Und jung, denkt Hannah. Ich bin fünfundfünfzig. Wo gehöre ich hin?

Sie zieht einen Skizzenblock aus der Tasche, steckt ihn wieder ein. Hier würde ich damit nur auffallen.

Obwohl die Gruppe schon gegangen ist, entscheidet sie sich dafür, noch eine Weile zu bleiben. Sie holt eine Zeitschrift vom Nebentisch, liest sich in absurde, dümmliche Geschichten hinein, betrachtet kurz die Bilder. Das brauche ich alles nicht, denkt sie, legt sie wieder zurück und bestellt eine zweite Tasse Kaffee. Die Kellnerin ist unbeholfen, aber freundlich. Sie verschwindet rasch hinter dem Tresen, als hätte sie Angst, dass ihr eine Frage gestellt wird, die sie nicht beantworten kann.

Nach einer halben Stunde verabschiedet sich Hannah mit einem herzlichen *au revoir* und geht hinaus auf die Straße.

Der Himmel ist grau, Winde kommen auf, fegen rücksichtslos über die leer geräumten Felder, nehmen mit, was sich ihnen nicht widersetzt.

Hannah friert.

Und? Hast du etwas gefunden?

Ein Haus für zwei, die nicht voneinander loskommen.

Dann solltest du erst mit Jan darüber reden.

Natürlich werde ich das tun, ohne ihn treffe ich keine wichtigen Entscheidungen. Manche Häuser wirken wie ein Versprechen, das nie eingelöst wird. Wie war das bei euch?

Wir wussten sofort, das ist es, kein anderes. Es strahlte Zuverlässigkeit aus. Alles ist da, wo es hingehört, das schafft Ruhe und Ordnung.

Manchmal habe ich Ideen, die den Tag nicht überdauern.

Dann warte noch.

Draußen zwitschert ein Vogel, biegen sich die Äste leicht im Wind, wird Staub aufgewirbelt. Die Katze liegt im Schatten, springt hoch, schnappt träge nach einer Fliege, schließt die Augen.

Erste Blätter fallen.

Die Nacht ist schwarz. Die Träume sind verwegen und waghalsig.

Hannah geht in eine Bar, trinkt, lacht und tanzt, lässt sich von fremden Männern küssen, wird zu Liebesschwüren verleitet, vergisst alles, was je zu ihr gehört hat, wacht auf: Gut so, sagt sie. Weiter so! und wiederholt: Gut so, weiter so!

Wir könnten heute Brombeeren pflücken, sagt Xavier beim Frühstück. Das Wetter ist günstig, und ich kenne Plätze genug.

Für Marmelade? Du hast viele Fähigkeiten!

Meinen Beruf übe ich aus, damit wir einigermaßen gut leben können, aber wie alle anderen brauche ich einen Ausgleich. Wissenschaftler verlieren sich gern in höheren Regionen und übersehen dabei, dass ihre Theorien nicht die einzig wahren sind. Jede These muss immer wieder ergänzt und korrigiert werden. Nun zu dir: Hast du geeignete Schuhe?

Vielleicht kannst du mir Gummistiefel leihen. Wie weit müssen wir fahren?

Nur fünfzehn Kilometer.

Ich bleibe hier, sagt Jorge. Ich muss heute noch nach Paris.

Die Brombeeren sind groß und überreif. Hannah ist fleißig. Freut sich wie ein Kind. Nur ab und zu blickt sie hinauf zum Himmel, oder betrachtet die Wurzeln, die wie geschwollene Adern am Waldboden entlang kriechen, staunt über die dicken Baumstämme, verliert sich in der Vergangenheit, riecht und schmeckt, tastet sich vorsichtig in etwas hinein, was wohltuend ist und zugleich beängstigend.

Die alte Süße, denkt sie. Niemand stört mich. Keiner von damals findet mich.

Der Musiker von einst fängt an zu spielen, leise und eindringlich. Geh fort, sagt sie zu ihm. In meinem Heimatort gibt es fast nur Missgunst und Neid. Schenk deine Melodien denen, die zuhören und sich mit dir freuen können!

Für heute genug, sagt Xavier nach zwei Stunden und setzt sich auf ein weiches Moospolster. Du warst anderswo, sagt er.

Alles benennen können, sagt Hannah, die Bäume, die Sträucher, die Pilze, die Früchte, den Himmel, die Vögel, das Sichtbare und Unsichtbare, über alles genau Bescheid wissen.

Und dann?

Sie bleibt ihm die Antwort schuldig, nimmt eine Brombeere, beißt hinein, lässt den Saft über ihr Kinn laufen: Die Reife nicht übersehen. Nichts übersehen, was wichtig ist.

Warum bist du keine Schriftstellerin geworden?

Ich habe der Kunst den Vorrang gegeben. Bei einem Bild muss jedes Detail stimmen, damit es zu einem Ganzen werden kann. Bei einem Text ist es dasselbe. Schon als Kind habe ich mir Geschichten zusammengereimt, Bilder gemalt, Ränder von Zeitungen und Illustrierten mit kleinen Skizzen verziert, Wörter erfunden, monologisiert, mich nie gelangweilt. Für mich war die Natur voller lebendiger Wesen, mit denen ich sprechen und denen ich alles anvertrauen konnte. Meine Beziehung zu ihr hat sich zwar verändert, aber nach wie vor sind Geräusche und Gerüche für mich sehr wichtig. Ich liebe den Geruch von Holz, ich habe meinem Vater häufig dabei zugesehen, wie er in seiner Werkstatt mit Sorgfalt die Bretter bearbeitete, behutsam darüberstrich, Schränke und Regale herstellte, bei der Arbeit immer höchst konzentriert war. Am Ortsrand war ein großes Sägewerk. Dort haben wir Kinder uns zwischen den Stapeln versteckt, wenn Erwachsene uns etwas austreiben wollten, was nur zu uns gehörte. Wir tauschten erste Intimitäten aus, unanständige Wörter, Gelöbnisse, von denen wir damals schon wussten, dass wir sie nicht halten konnten. So lange, bis das Sägewerk abbrannte.

Hat es deinem Vater gehört?

Nein, seinem Freund. Der Vorfall ging ihm sehr nahe. Wenn Mutter nicht dagegen gewesen wäre, hätte er ihm sogar finanziell geholfen, obwohl wir selber nicht viel hatten. Das Feuer lodert immer noch, sagt Hannah, das, was du als Kind erlebt hast, vergisst du nicht mehr. Der Himmel war glutrot, lautes Geschrei, Angst, Hilflosigkeit. Ich habe das Züngeln der Flammen nächtelang im Traum gesehen. Es kommt sogar jetzt noch vor, dass ich von einem Albtraum hochschrecke.

Und der Besitzer?

Nach fünf Jahren hatte er wieder einen bescheidenen Reichtum. Er blieb mit meinem Vater bis zum Ende seines Lebens befreundet.

Die Gefahr lieben, ergänzt sie. Im Sommer haben wir am Wasserfall gespielt, waren dabei voller Leichtsinn und Lebenslust. Furcht kannten wir nicht, wichtig war uns nur, von den Erwachsenen weit genug entfernt zu sein, nicht beobachtet zu werden, nicht einbezogen in ihre enge, widersprüchliche und verlogene Welt. Ich hatte lange Zeit

Angst vor dem Wasser. Vielleicht deshalb, weil meine Mutter mich immer gewarnt und mir schaurige Geschichten von Menschen erzählt hat, die ertrunken sind. Jan hat sie mir genommen.

Hast du Sehnsucht nach ihm?

Hannah nickt.

Und deine Eltern?

Vater war zuverlässig und einfühlsam. Meine Mutter eine abwesende, herbe Frau. Es wird gemunkelt, dass sie vor der Ehe ein Verhältnis mit einem jüngeren Mann gehabt habe, der weggezogen ist, als ich etwa fünf Jahre alt war. Ein Foto von ihm lag jahrelang in ihrer Nachttischschublade. Mein Vater hat mir nie davon erzählt. Vielleicht hat er es selber nicht gewusst oder nicht wissen wollen. Er hat im Menschen eher das Gute gesehen, schenkte allen sein Vertrauen, auch wenn er zwischendurch enttäuscht wurde. Er war nicht unbedingt streng, aber auf seine Weise konsequent. Zu ihm hatte ich eine bessere Beziehung als zu meiner Mutter.

Und du? Bist du gern in der Natur?

Einmal in der Woche fahre ich in den nahe gelegenen Wald. Die Stille nimmt zu, je weiter ich mich von der Straße entferne. Mir gefällt der Wechsel der Jahreszeiten. Es gibt immer etwas zu entdecken. Mein Vater war übrigens Landschaftsarchitekt.

Eine Landschaft nach Maß, sagt sie ironisch.

So ungefähr.

Ich liebe den Wildwuchs, das Fallendürfen und langsame Vermodern. Das Übereinander von Ästen und Wurzeln, Moospolster und Flechten, die den Baumstamm hinaufklettern. In allem ist noch eine gewisse Schönheit.

Xavier steht auf, nimmt seinen Behälter, sieht Hannah fragend an. Können wir schon zurückfahren?

Die Brombeeren müssen ja so schnell wie möglich verarbeitet werden.

Auf der Rückfahrt denkt Hannah an Jan, an seinen geschärften Blick für Licht und Schatten, für Gesichter und Charaktere. An seine Fähigkeit, mehr zu sehen als die anderen.

Meine Liebe stirbt nicht.

Soll ich dir helfen, oder bist du am liebsten allein in der Küche?

Beschäftige du dich mit dem, was dir zusagt. Ich habe meine eigene Arbeitsweise, vielleicht umständlich, aber doch erfolgreich.

Wo ist Jorge?

Untergetaucht für ein oder zwei Tage. Er hat mir eine kurze Notiz auf den Schreibtisch gelegt.

Du willst gar nicht wissen, wo er hingegangen ist?

Warum?

Und wenn er dich verlässt?

Wir wissen beide, was wir einander wert sind.

Hannah denkt kurz an Jan, wiederholt: Wir wissen beide, was wir einander wert sind.

Ich liebe alles an Jorge, sagt Xavier. Und wenn er mich zu sehr anstrengt, bleibe ich länger in Paris als sonst, dann gehe ich durch die Parkanlagen oder an der Seine entlang, sinniere vor mich hin, notiere, was mir an wesentlichen Gedanken einfällt. Zwischendurch besuche ich Freunde oder eine Ausstellung. Jorge ist schön. Hast du ihn schon genauer im Profil betrachtet? Dieses Andere, Fremde und doch Nahe, Vertraute.

Hannah nickt.

Und als deine Mutter merkte, dass du homosexuell bist?

Mehr als einmal hat sie mich auf ein hübsches Mädchen hingewiesen mit der Bemerkung: Wäre das nicht eine Frau für dich? Erst als ich Jorge kennenlernte, gab ich ihr eine Antwort. Ich weiß es schon lange, sagte sie, musste erst mit mir selber klarkommen. Bring ihn das nächste Mal mit!

Und deine Schwestern?

Sie waren mehr mit sich selbst beschäftigt. Das ist für sie kein Thema. Marlene äußert sich selten zu etwas, was nicht der Norm entspricht. Sie ist eher zurückhaltend, fast spröde. Trotzdem hat sie schneller einen Mann gefunden als meine ältere Schwester Pierrette. Im Gegensatz zu ihr ist Pierrette eloquent, sehr gebildet und immer eine gute Gesprächspartnerin. Sie versteht sich mit Jorge besser als mit mir, führt leidenschaftlich gern Streitgespräche mit ihm, ohne auf die Schnelle klein beizugeben.

Und du selbst?

Mein Leben hat etwas Geradliniges, manchmal fast Langweiliges. Bis jetzt gab es keine besonders tragischen Ereignisse, einige Tiefpunkte, das schon, ansonsten eine Karriere ohne Umwege. Was lässt sich darüber erzählen?

Dafür hat Jorge Bewegung und Unruhe in dein Leben gebracht.

Ohne Zweifel. Kann ich dir eine Frage stellen?

Wenn sie sich beantworten lässt, ja.

Hast du damals in den schweren Zeiten eurer Ehe an Scheidung gedacht?

In den drei Jahren, in denen Jan krank gewesen ist, habe ich immer wieder überlegt, ob eine zeitweilige Trennung nicht sinnvoll sein könnte. Zwei Wohnungen, zwei Leben, wenig Berührungspunkte. Es kam nie so weit. Entweder haben Freunde mir geraten, durchzuhalten, oder der Therapeut entwickelte mit mir eine Strategie, um zu überleben. Vermutlich war in mir selbst der Gedanke: Ich habe mich für diesen Mann entschieden. Dabei bleibt es.

Hat es sich gelohnt?

Hannah nickt, will an die guten Zeiten denken, an die Unterstützung, die sie von Jan bekam, wenn sie beruflich nicht mehr weiterwusste, an die vielen Gespräche, die Lust, gemeinsam etwas Neues zu entdecken, den Ehrgeiz,

Antworten auf Fragen zu finden, die seit Jahrhunderten von Menschen gestellt werden. Wir haben uns selten in Nebensächlichkeiten verloren.

Jorge kommt zurück, müde, aber zufrieden. Er berichtet von Freunden, denen er beim Umzug geholfen hat.

Könnt ihr euch das vorstellen? Jedes Möbelstück, jeden Karton ohne Aufzug bis in den dritten Stock hinauftragen zu müssen? Das war Schwerstarbeit. Auch unsere Freunde besitzen viel zu viel. Das meiste Kleinkram. Ich kann mich nicht daran gewöhnen. Das Leben wird dadurch so unübersichtlich. Besitz lenkt uns von dem ab, was uns eigentlich beschäftigen sollte.

Du bist weise, sagt Hannah lachend. Übrigens: Ich werde heute kochen. Was haltet ihr von Omeletten mit Preiselbeeren? Ein einfaches, köstliches Mahl. An Rezepte halte ich mich selten. Sie sind mir meist zu kompliziert. Die Vorbereitung darf nicht länger als eine halbe Stunde dauern.

Sie geht in die Küche, schlägt Eier in die Schüssel, gibt Milch und Mehl dazu, summt vor sich hin, ist ganz bei der Sache.

Jan. Ich werde ihn verwöhnen. Wir werden uns wieder annähern, miteinander reden, direkt und ohne Umwege. Ich muss die Furcht vor der Krankheit verlieren. Sie hindert mich an allem, was ich tun möchte.

Ein Gefühl von Zärtlichkeit überkommt sie.

Du denkst an Jan?

Ist mir das etwa anzusehen?

Ja!

Es ist auf jeden Fall besser, als ihn zu vergessen.

Beim Essen schweigt Jorge.

Schmeckt es dir nicht?

Doch. Ich hänge alten Gedanken nach. Der Abschied von meiner Mutter dauert an. Sie steht immer noch am Hauseingang, winkt, verschwindet, taucht unerwartet wieder auf. Mit ihr ist vieles andere auch verschwunden. Entschuldigt. Das wollte ich nicht.

Er isst seinen Teller leer, steht auf, geht hinaus auf den Hof.

Habt ihr sie nie besucht?, fragt sie Xavier.

Einmal im Jahr, und letztes Mal, das war vor fünf Jahren, kamen wir zu spät. Kurz vorher hatten wir noch mit ihr telefoniert. Sie war ganz offensichtlich nervös, vielleicht war es die Vorfreude. Auf dem Tisch lag ein Brief für Jorge. Er hat ihn mir lange nicht gezeigt, in einem Kästchen waren ein paar Schmuckstücke. Was hatte sie schon? Sie war arm. Zwischendurch haben wir ihr Geld geschickt. Sie wollte es nie annehmen. Wichtig war ihr nur, dass es Jorge gut geht. Als sie mich zum ersten Mal sah, sagte sie: Ich werde ruhig sterben können. Nach der Beerdigung haben wir das Haus – so wie es war – der Nachbarin übergeben, die sie im Alter betreut hat. Sie ist genauso arm, aber zufrieden.

Jorge kommt zurück. Ausgeglichen, fast heiter.

Ich werde den Garten bald winterfest machen. Außerdem hat mich ein Ehepaar, das ich erst kennengelernt habe, gebeten, einige Zimmer zu streichen, teilweise zu tapezieren. Das mache ich am liebsten. Ich werde mit ihnen geeignete Tapeten aussuchen und dazu die richtigen Farben. Eine hübsche Dachwohnung im zweiten Arrondissement, ein herrlicher Blick auf Paris, die Miete dementsprechend hoch. Der Mann ist leitender Angestellter einer Firma, die Frau Modistin. Sie haben Geschmack, lassen mich aber in allem mitbestimmen.

Wo hast du sie kennengelernt?

Im Parc Monceau.

Du hast schon immer die Fähigkeit besessen, wildfremde Menschen anzusprechen.

Du aber auch, Hannah.

War deine Mutter je in Paris oder hier auf dem Land?

Sie hatte Angst vor dem Fliegen und vor der Fremde. Es genügte ihr zu wissen, dass es mir gut geht.

Und hat sie dir von deinem Vater erzählt, als er verschwand?

Kein Wort. Sie hat ganz offensichtlich nicht um ihn getrauert, viel getanzt, viel gelacht, sich geschminkt, sich für mich schön gemacht. Ich war ihr Ersatz, fand mich schnell in diese neue Rolle hinein. Wir waren wie Bruder und Schwester, die Große, die auf den Kleinen aufpasst, wenn du so willst. Und als ich erwachsen wurde, wusste sie, dass er gehen muss, der Bruder, frei werden für sich selbst.

Und bist du es geworden?

Es müsste mir anzusehen sein.

Mich beschäftigt seit ein paar Tagen eine ganz andere Frage, sagt Hannah: Was ist wirklich in jenem Nachbarort passiert, von dem mir ein Einheimischer nur eine Andeutung gemacht hat?

Überzeug dich selbst! Jedes Jahr kommen Neugierige und Sensationslüsterne dorthin, lassen dem Toten keine Ruhe, machen die Vergangenheit immer wieder zur Gegenwart, sagt Xavier.

Dann erzähl es mir!

Eine ganz eigene, geradezu absurde Geschichte. Ein englischer Pilot mit Namen William Cliffe wurde im letzten Kriegsjahr ganz in der Nähe abgeschossen. Das Flugzeug stürzte in das Geäst eines Baumes, und er saß noch in der Kanzel. Die Dorfleute haben ihn heruntergeholt, ihn begraben, alles selber bezahlt, daraus einen Kult gemacht. Jahrelang standen frische Blumen an seinem Grab. Der Baum treibt seitdem keine neuen Blätter mehr.

Auf einem Baumwipfel ums Leben kommen, sagt Hannah. Höchst seltsam oder beruhigend. Die Sonne geht langsam unter, die Vögel verstummen, die Welt vergisst, sich zu drehen, alles hört für einen Moment auf: das Rascheln in den Zweigen, das laute Getöse, das törichte Geschwätz, aber nur für einen Moment. Dann gewinnt das Leben wieder die Oberhand. Cliffe – einer, der zum

Helden gemacht wurde. Das Heldentum dauert an bis zum heutigen Tag. Ich bin dagegen. Es gibt auch noch andere unbekannte Helden.

Da muss ich dir zustimmen, sagt Xavier.

Hannah zeichnet Bäume, die ihre nackten Äste mahnend dem Himmel entgegenstrecken.

Und wenn Buben aus reinem Übermut mit Pfeilen nach dem Wipfel schießen? Oder wenn Vögel ihr Nest in das Gezweig dieses toten Baumes bauen? Und wenn wir endlich vergessen, dass es einmal Krieg gegeben hat?

Sie zerreißt ihre Skizzen, zeichnet Leben und Wachstum, einen dicht belaubten Baum und darunter alle, die nichts anderes wollen als glücklich zu sein.

Und jedes Jahr, wenn es überall blüht und grünt, sagt sie zu Xavier, löst sich ein Teil der Erinnerung auf, die Tragik verschwindet. Der Krieg wird unwirklicher, etwas Neues beginnt.

Du denkst zu viel.

Wenn ich mir das Denken abgewöhnen soll, kann ich gleich aufhören zu existieren. In meinem Inneren bewegen mich ständig Fragen, die vielleicht gar nicht schlüssig zu beantworten sind. Und ihr beide, sagt sie unvermittelt: Konfliktscheu oder streitsüchtig?

Ich bin eher harmoniebedürftig, sagt Xavier, Problemen weiche ich gerne aus.

Und ich, sagt Jorge, suche immer wieder die Auseinandersetzung, den Streit.

Auf diese Weise funktioniert euer Zusammenleben. Im Grunde ist es bei uns genauso. Ich bin eher störrisch und eigensinnig. Jan vergisst und verzeiht. Was besser ist, kann ich nicht eindeutig beurteilen.

Draußen ist es hell. Die Sonne schiebt sich langsam durch das dünne Gewölk. Der Nachbarhund streicht um den kleinen Weiher, schnuppert, lauert, scheucht Vögel auf, legt sich ins Gras. Aus dem gegenüberliegenden Haus kommt eine Nachbarin, überquert die Straße und verschwindet rasch hinter dichtem Gesträuch.

Es ist sehr einsam hier.

Wir sind zu zweit, und Paris ist nah. Außerdem haben wir oft Besuch. Meine Geschwister und deren Kinder kommen regelmäßig, auch Freunde und Bekannte. Wir feiern gern und oft. In den Sommermonaten ist dieses Haus für Gäste ideal.

Und im Winter?

Wir haben einen Kamin. Wenn du in der Wärme sitzt, möchtest du gar nicht mehr hinausgehen.

Ich werde wieder fotografieren, sagt Hannah. Von meinem Kunstprofessor habe ich viel gelernt und mir vor allem eins gemerkt. Er sagte immer: Es gibt nichts wirklich Hässliches auf der Welt. Es kommt nur darauf an, wie Sie die Dinge betrachten. Eine Dreckpfütze zum Beispiel, in der sich die Sonne spiegelt, hat ihren eigenen Reiz, ebenso eine Blume, die längst verblüht ist. Betrachten Sie alles von zwei Seiten. Sie dürfen keine Scheu davor haben, das darzustellen, was Sie darstellen wollen, auch wenn es nicht dem Geschmack der Allgemeinheit entspricht, mitunter sogar provoziert und beleidigt. Möglich ist alles. Wer sich in der Kunst bewähren will, muss seinen eigenen Weg gehen. Er darf nicht auf das Publikum schielen, um ihm zu gefallen.

Du bist anders als die anderen Frauen, die wir bisher kennengelernt haben, sagt Xavier, auch anders als meine Mutter und meine beiden Schwestern.

Ich bin ja auch mit einem Verrückten verheiratet.

Sie lachen.

Hannah geht durch das Haus, sammelt das Licht ein, den Schatten, betrachtet aufmerksam Dinge und Pflanzen, sieht mehr als andere sehen wollen oder können: eine alte Kommode, eine geschnitzte Christusfigur, eine Vase in einem warmen Farbton, einen Rosenkranz aus riesigen Perlen.

Glücklich darüber, ausreichend Motive gefunden zu haben, setzt sie sich in ihr Zimmer und denkt an Jan.

Ich werde ihm einen Brief schreiben. Heute noch nicht, vielleicht morgen.

Hannah kommt ins Wohnzimmer zurück, verscheucht die Katze vom Sessel.

Das ist mein Platz, sagt sie.

Du wirkst sehr gelöst, bemerkt Xavier.

Ich habe neue Motive gefunden. Woher habt ihr all diese Raritäten?

Von Verwandten, Freunden, Bekannten oder von Flohmärkten. Ich bin ein Schnäppchenjäger und begeisterter Sammler, und fast jedes Wochenende unterwegs.

Alles geschmackvoll, kein Kitsch. Ästhetisch und übersichtlich angeordnet, genauso wie in eurer Pariser Wohnung. Eine sinnlose Anhäufung von schönen Dingen tut mir körperlich weh.

Viel Überflüssiges, sagt Jorge. Meine Mutter und ich hatten nur das, was wir unbedingt zum Leben brauchten: zwei Teller, zwei Löffel, drei Töpfe, einige Küchengeräte, ein paar Möbel, zerschlissene Vorhänge. Reichtum kannten wir nicht.

Ich möchte tanzen, sagt er plötzlich. Komm, ich bringe dir einen Tanz bei, den in meinem Heimatland jeder beherrscht. Da wo ich herkomme, wird fast immer getanzt, auch in der Trauer und in der größten Not. Wir vergessen, erinnern uns, vergessen. Lachen, trauern, lachen. So überstehen wir auch die größte Tragik. Ich musste mich erst an das Leben hier gewöhnen. Vieles ist mir zu diszipliniert und auch zu starr. Kaum einer, der seine Freude oder seinen Überschwang an Gefühlen zeigt, als wäre es verboten.

Jorge legt eine CD auf, wirft die Schuhe von sich, schließt die Augen.

Er tanzt durch den Raum, füllt ihn ganz aus, ist wieder der, der von irgendwoher kommt. Ein Fremder, Anderer, und doch nahe und vertraut.

Lass dich von mir führen.

Hannah schwebt mit, spürt etwas in sich, was sie lange nicht mehr empfunden hat.

Ich komme dem näher, was mein Eigenes ist, denkt sie und fällt erschöpft auf einen Stuhl.

Mir fehlt die Ausdauer.

Dann wird es Zeit, dass du wieder lernst, was zu jedem von uns gehört. Bewegung und Leichtigkeit. Wir werden üben, und du wirst Jan damit überraschen. Eine gute Führung ist alles, ergänzt er, und wenn sich Schwermut einnisten will, dann tanze und singe. Ein Leitgedanke meiner Mutter war der Satz: *In dir singen die Flüsse, und es flüchtet mit ihnen mein Herz.*

Und in deiner Sprache?

En ti los rios cantan y mi alma en ellos huye.

Er setzt sich neben sie. Ein Glas Wein?

Jorge schenkt ein: Auf dein, auf unser Wohl!

Hannah nickt.

Und wo habt ihr euch kennengelernt?

Du meinst, wo Jan und ich uns zum ersten Mal getroffen haben? Nicht an der Küste, auch nicht auf einer Landstraße, sondern bei einer Fotoausstellung. Die Verliebtheit kam später. Da hatten wir schon die Dunkelheit hinter uns, da hat sich die Liebe längst bewähren müssen. Da war die Krankheit bereits mit den Händen zu greifen. Wer psychisch labil ist, wirft einen längeren Schatten als die sogenannten Normalen.

Und du hattest keine Angst?

Ich wusste nicht, wie sich die Krankheit in der Nähe anfühlt. Eine Freundin hatte mich auf die Vernissage aufmerksam gemacht. Sie fotografierte selber, hat einen speziellen Blick für das Detail. Ich wollte zuerst nicht. Ich war müde von einem anstrengenden Schulvormittag. Dann ließ ich mich doch dazu überreden. Ich gehe regelmäßig in Ausstellungen, suche nach Anregungen oder Impulsen und weiß sehr schnell, wer begabt ist oder nicht, ob die Bilder sauber gerahmt und ästhetisch angeordnet sind. Es waren nicht viele Gäste, vielleicht zwanzig. Die Einführung war kurz. Jan stand hilflos da, wusste nicht so recht, wie er sich benehmen sollte. Ein Anfänger, dachte ich, keiner, der sich freiwillig ins Rampenlicht stellt. Im Laufe des Abends haben wir beide uns über Kunst unterhalten, und er erklärte mir, was in der Fotografie Doppelbelichtung und Sandwichtechnik bedeuten. Mir gefiel diese Art der Darstellung, zwei Aufnahmen übereinander, beide Motive jedoch noch erkennbar. Hinter jedem von ihnen, das war mir sofort klar, steckte sein eigenes, angekränkeltes Ich. Psychisch instabile Menschen haben ein besonderes Gespür für die Schönheit, aber auch für das Dunkle und Verborgene. Seine Bilder brauchen keine Erklärung, sie erklären sich von selbst. Leider waren sie laienhaft präsentiert. Das war schade. Ich habe ihm ein Foto abgekauft, vermutlich der Beginn unserer Beziehung. Wieder zu Hause vergaß ich Jan und den Abend. Dann kam ein Brief. Ich hatte mich ins Gästebuch eingetragen, zwei Tage später kam noch ein Brief, aufrichtig und zärtlich, keine Phrasen, keine leeren Worte, zuletzt der Vorschlag, ob wir uns nicht sehen könnten. Ich war nicht verliebt, willigte ein. Jan hat mir fast nur von seiner Familie erzählt. Ich dachte, das ist zu viel. Die Wahrheit kann unerträglich sein, wenn sie nicht maßvoll dosiert wird. Wir kamen uns trotzdem näher. Da wuchs etwas in mir, das ich nicht so recht benennen konnte. Mit einem Heiratsantrag hatte ich nicht gerechnet. Ich muss darüber nachdenken, sagte ich zu Jan. Ich weiß nicht, ob ich die Richtige für dich bin.

Das klingt alles sehr nüchtern, sagt Jorge.

So war es auch. Wir sind den umgekehrten Weg gegangen, das heißt, wir mussten ihn gehen. Bei uns fing es mit großen Schwierigkeiten an, und dann wurde es immer leichter.

Du bist mutig.

Heute würde ich mir das nicht mehr zutrauen. Es gibt viele, die öfter in der Klinik sind als zu Hause.

Wann schreibst du ihm?

Ich habe schon mehrere Versuche gemacht. Es gelingt mir nicht. Meine Worte wollen nicht gehorchen. Ich muss warten, bis es dafür an der Zeit ist.

Sollen wir das Haus besichtigen, fragt Xavier, für das du dich so begeistert hast?

Nicht mehr nötig. Ich möchte keine zusätzliche Verantwortung. Das war nur so eine Idee von mir. Außerdem irren dort noch die alten Geister herum. Ich habe genug mit meinen eigenen zu tun. Wenn ihr erlaubt, werde ich für ein paar Stunden in meinem Zimmer verschwinden.

Du entscheidest, sagt Jorge und beginnt zu tanzen.

Hannah setzt sich ans Fenster, sieht in der Erinnerung eine Frau näherkommen, mit einem Korb in der Hand. Im Gesicht etwas Zwielichtiges, Undurchschaubares. Dieses Mal habe ich viele Steinpilze und Birkenpilze gefunden, sagt die Frau. Groß und ohne Würmer. Man muss aufpassen, keine giftigen zu erwischen, das kann tödlich enden. Ich habe da schon einige üble Geschichten gehört. Nimm nur das, was du kennst! Entscheide dich nur für das, was dir gefällt! Sie sieht mich kurz an, leert den Korb auf den Tisch. Es riecht nach feuchter Erde und Tannennadeln. Ohne ein Wort beginnt sie zu putzen und zu schneiden, verliert sich in etwas, von dem ich keine Ahnung habe, sieht mich gar nicht, sieht nur diesen anderen, von dem sie niemandem je erzählt hat.

Ihr Blick ist verklärt und abwesend. Wir werden sie trocknen für den Winter, das gibt eine gute Schwammerlbrühe. Geh weg, sagt sie, du bringst meine kleine Welt in Unordnung.

Sie verschwindet wieder.

Meine Mutter hatte das ganze Jahr über den Winter in sich. Sie fror, und ich fror mit. Nur die Melodien des Nachbarn haben sie aufgewärmt.

Ich habe sie nicht geliebt. Keiner hat sie geliebt, denkt Hannah. Jetzt mit Jan darüber reden können. Er wird sich Sorgen machen, weil ich mich nicht melde.

Sie geht hinunter ins Wohnzimmer, setzt sich auf das Sofa, die Katze streicht um ihre Beine, springt lautlos auf einen Sessel.

Du darfst das, sagt sie.

Es klopft laut und energisch.

Herein!, ruft Hannah und sieht unerwartet eine Frau um die sechzig vor sich in einer schmutzigen Schürze und derben, abgetragenen Schuhen, ein ironisches Lächeln um die Mundwinkel und in den Augen.

Frische Eier, sagt sie, ohne zu grüßen. Wo sind sie denn, die beiden?

Hier, ruft Xavier aus der Küche. Ich hatte noch zu tun.

Er kommt ins Wohnzimmer, ist ganz Monsieur: Darf ich vorstellen, unsere Nachbarin, Madame Dubois. Nehmen Sie doch Platz!

Wenn ich nicht störe.

Ohne eine einzige Frage an Hannah zu richten, beginnt Madame zu erzählen, ausführlich und ohne Scheu. Mein Sohn, sagt sie, hat sich schon lange nicht mehr gemeldet. Was weiß ich schon von ihm? Er hat sich den fernsten Kontinent ausgesucht, als hätte er Angst gehabt, ich würde ihm ein Leben lang hinterherschleichen. Natürlich mochte ich ihn mehr als meinen eigenen Ehemann. Das war in meiner Situation normal. Ab und zu schreibt er ein paar belanglose Zeilen, oder er ruft an, schweigt in das Telefon. Und wenn ich etwas von ihm wissen will, gibt er nur zögernd eine Antwort. Ob er glücklich ist? Vielleicht habe ich ihn nicht erwachsen werden lassen. Er ist verheiratet, hat zwei Kinder.

Die Eier, sagt sie, frisch und gesund. Und Sie? Wie lange bleiben Sie?

Bis morgen, ich fahre wieder nach Paris zurück.

Die Stadt verwirrt mich, sagt Madame Dubois. Ich bin lieber hier in diesem Dorf. Zwei sympathische Männer ganz in der Nähe, und das, was ich brauche, habe ich in meinem Garten.

Sie lacht, eine Zahnlücke wird sichtbar.

Wenn Sie mich besuchen wollen, jederzeit. Ich habe immer selbstgebackenen Kuchen im Haus. Außerdem unterhalte ich mich gern mit Menschen. Mein Mann starb vor acht Jahren, über ihn zu reden ist überflüssig. Sind Sie verheiratet?

Ja!

Und allein hier? Ob das sinnvoll ist?

Hannah bleibt ihr die Antwort schuldig, geht ins Wohnzimmer, wiederholt: Ob das sinnvoll ist? Heute sage ich: Ja, es war gut, und es ist immer noch gut.

Sie nimmt ein Buch zur Hand, lässt es zu, dass die Katze auf ihren Schoß springt, ist unfähig, auch nur einen Satz in sich aufzunehmen.

Ich bin in Gedanken mehr zu Hause als hier. Eine wichtige Veränderung bahnt sich an. Ich kann nicht mehr lange bleiben. Ich will und muss wieder zurück.

In der Küche wird gelacht und gescherzt.

Ein Glücksfall für die beiden, denkt Hannah, Madame Dubois hat zusätzlich zwei Söhne bekommen. Ihre Hühner gackern, der Salat wächst. Wir werden älter.

Nach zwei Stunden verabschiedet sich Madame Dubois mit einem lauten *au revoir* und geht mit raschen Schritten durch den Hof.

Bleibt sie immer so lange?

Manchmal werden es sogar bis zu drei Stunden. Es stört uns nicht. Sie ist geschwätzig. Und wir müssen mit unseren Gedanken nicht immer in die Tiefe gehen. Das entlastet.

Natürlich leidet sie darunter, dass ihr Sohn so weit entfernt ist, aber sie weiß sich zu trösten. Schwermut kennt sie nicht.

Beneidenswert.

Hannah legt das Buch zur Seite, holt ihr Notizbuch aus der Handtasche.

Wollt ihr sehen? Ich habe längst ein paar Skizzen von euch gemacht, ohne dass ihr etwas bemerkt habt.

Zeig!

Xavier ist langsam und sorgfältig im Betrachten: So wie du mich darstellst, bin ich ganz zufrieden.

Jorge runzelt seine Stirne: Diese Trauer in meinem Gesicht und die vielen Fältchen um die Augen, die heruntergezogenen Mundwinkel.

Du siehst für dein Alter erstaunlich gut aus. Aber in manchen Momenten bist du so, wie ich dich dargestellt habe.

Das ist nicht verwunderlich. In dem Land, aus dem ich komme, geht es fast ausschließlich ums Überleben. Die Kriminalitätsrate ist erschreckend hoch, Korruption an der Tagesordnung, die Polizei bestechlich und ohnmächtig. Außerdem sind Hunger und Armut ein ständiges Thema. Gott hat seine Versprechen immer noch nicht eingelöst. Und ob wir wollen oder nicht, zerrinnt uns täglich etwas zwischen den Fingern, was wir gerne festhalten möchten.

Bei mir ist es genauso. Du betrachtest die Menschen sehr intensiv, das ist mir aufgefallen. Kannst du in ihren Gesichtern mehr erkennen als andere?

Diese Fähigkeit habe ich von meiner Mutter gelernt. Schau dir dein Gegenüber genauer an, sagte sie oft, jeder von uns ist wie ein offenes Buch. Du kannst darin lesen, wenn du dir dafür genügend Zeit nimmst.

Und ich? Ein offenes Buch?

Bei dir bin ich nicht ganz sicher. Du verbirgst viel, ohne hinterhältig oder unehrlich zu sein. Du musst dich ständig vor irgendjemand oder irgendetwas schützen.

Das muss jeder.

Stimmt.

Sie steckt das Skizzenbuch wieder in ihre Tasche.

Mein letzter Tag heute. Ich bedauere das. Aber ich will wieder nach Paris zurück. Es gibt noch so vieles, was ich erkunden möchte. Dieses Mal fahre ich mit dem Zug.

Hannah packt ihre Sachen zusammen, geht noch einmal um das Haus und um den Weiher, hört einen Specht gegen einen Baumstamm klopfen. Ein Helikopter fliegt über das Dorf.

Vielleicht will ein Kind schneller zur Welt kommen als geplant. Ich höre es vor Ungeduld schreien.

Der Abschied ist kurz und ohne Sentimentalität.

Wenn wir dich nächste Woche besuchen, sagt Xavier, dann gehen wir gemeinsam auf den Flohmarkt.

Und ich werde mir in der Zwischenzeit Geschichten ausdenken, um sie euch zu erzählen.

Rückblende

Jan muss den Verstand verloren haben.

Er räumt jede Schublade aus, wirft alles auf den Boden, montiert Lichtschalter ab, sammelt leere Zigarettenschachteln, hetzt sich durch den Tag, schläft in der Nacht nur zwei bis drei Stunden, schimpft und lacht, sieht überall Gespenster, umarmt und bedroht Hannah, wickelt sich ein Band um den Kopf. König Lear.

Bis dass der Tod euch scheidet.

Es muss etwas geschehen und zwar sofort, denkt Hannah, nicht erst, wenn es dafür zu spät ist.

Sie ruft seinen Freund Paul an.

Du bist Arzt und kannst mir sicher helfen. Jan ist nicht mehr normal. Er bringt unser ganzes Leben in Unordnung.

Also wieder eine Manie, sagt Paul. Du hast es vorher gewusst, dass er psychisch krank ist.

Vorher – das gilt nicht mehr. Ich habe einen Fehler gemacht. Ich hätte ihn nicht heiraten sollen.

Die Manie geht wieder vorbei, das kann ich dir mit Sicherheit sagen. Lass ihn in die Klinik einweisen.

Und wenn er nicht will?

Er hat immer gewollt. Es ist nicht anders zu schaffen.

Sanitäter kommen, haken ihn unter, bringen ihn zum Ambulanzwagen. Jan steigt bereitwillig ein, winkt, lacht dämlich, verschwindet hinter der ersten Straßenecke.

Hannah fällt ermattet auf das Sofa und weint.

Ich hatte keine Ahnung. Es ist schlimmer, als ich vermutet habe, viel schlimmer.

Zweimal in der Woche besucht sie ihn in der Klinik, sieht die Scheintoten, die Irren, die Abwesenden und Verlorenen, eingesperrt auf Zeit oder für immer.

Sie zählt die Tage und Stunden, die Jan schon hinter verschlossenen Türen verbracht hat, will ihn jedes Mal nur kurz sprechen, stellt sich taub, wenn er mit einem wüsten Wortschwall auf sie einredet. Bleibt stumm, wenn er eine Frage stellt.

Dr. Dürr versucht zu trösten. Es ist schwer, mit Manisch-Depressiven richtig umzugehen. Sie sind sich in dieser Zeit selber fremd. Die Manie ist für viele ein Zustand des Glücks, die Depression eine einzige Bürde. Es gibt allerdings Zwischenpausen, Monate, manchmal sogar Jahre.

Zur Erholung, zum Fremdgehen. Hannah lacht.

Die Zukunft macht Angst, das Leben macht Angst, sagt sie.

Die Zukunft gehört Ihnen beiden. Wenn Ihr Mann seine Medikamente regelmäßig einnimmt, besteht immerhin die Hoffnung, dass es von Jahr zu Jahr besser wird. Ich hatte schon Patienten, die seit zwanzig Jahren nicht mehr in die Klinik eingewiesen werden mussten.

Jan, der Fremdling, darf zum ersten Mal nach Hause. Er geht durch die Wohnung wie ein Hahnrei, der Möchtegern, das Ungetüm. Fängt wieder damit an, die Schubladen auszuräumen, häuft den Tisch mit Dingen voll. Zählt alles und jedes, zeichnet Uhren, gibt den Takt an, schreibt an seinen Bruder: Ich bin in der Klinik. Besuchen brauchst du mich nicht.

Warum habe ich ihn geheiratet?, denkt Hannah. Ich sitze in der Falle. Verzeih!

Drei Monate hält der Zustand an.

Wir können Ihren Mann endlich entlassen, sagt der Arzt und drückt ihr fast verschwörerisch die Hand.

Jan kehrt an seinen Arbeitsplatz zurück, wird bald darauf gekündigt. Nicht schlimm, sagt er, ich finde immer eine Stelle.

Bis zum nächsten Schub, sagt Hannah und hat Tränen in den Augen.

Jan bewirbt sich, wird tatsächlich genommen. Beginnt zu arbeiten, fleißig und gewissenhaft. Macht Überstunden, wird nicht müde, ist zäh und voller Tatendrang.

Hast du dem Chef von deiner Krankheit erzählt?

Vielleicht bleibe ich ja verschont.

Die Probezeit ist überstanden, das Glück wagt sich wieder in ihre Nähe.

Ein Sommer des Neuanfangs.

Was hältst du davon, auf eine Insel zu fliegen, die so groß ist, dass wir uns nicht im Kreis drehen?

Eine gute Idee.

Ich habe ein Häuschen für uns beide gemietet, ganz nahe am Meer, ein langer, einsamer Sandstrand, haushohe Wellen, und ab und zu eine Möwe, die mit großer Ausdauer über uns kreist und alles von uns wissen will.

Jan legt seine Hand zärtlich auf Hannahs Schulter: Wir gehen nicht unter!

Das Meer trägt, ergänzt sie.

Jan hat nicht zu viel versprochen. Das Häuschen ist stilvoll eingerichtet, zwei Zimmer, wenig Luxus, große Fenster und eine Türe, die sie öffnen und schließen können, wann immer sie wollen. Die anderen Häuser sind weit genug entfernt, die übrigen Touristen unauffällig, der Strand sauber und ringsum Hügel, die leicht zu erwandern sind.

Schwimmen, sagt Jan, meine Leidenschaft, meine Erholung.

Dann ohne mich. Ich will nicht dabei sein, wenn du untergehst.

Ich?

Er schwimmt weit hinaus. Ich habe Angst um dich, sagt Hannah leise vor sich hin, es kann immer etwas passieren. Sein Kopf taucht auf, verschwindet wieder, wird kleiner, ein Punkt am Horizont. Das Unglück ist zäh, denkt sie, merkt, dass der Kopf wieder größer wird, Jan näherkommt, zufrieden und ausgeglichen.

Du solltest es wenigstens probieren.

Du weißt, dass ich Angst vor der Tiefe habe.

Auch wenn ich dabei bin?

Ja, auch dann.

Ich werde dir die Angst vor der Tiefe nehmen.

Hannah wagt sich täglich weiter hinaus, freut sich über jeden Erfolg. Ich wusste gar nicht, dass das möglich ist.

Die Tage vergehen damit, dass beide stundenlang unterwegs sind, schmale, zum Teil überwucherte Pfade entdecken, ab und zu einem Hirten begegnen, in Dörfern Rast machen, am Abend in der Taverne sitzen, essen, Musik hören, sich mitreißen lassen von der Zuversicht derer, die vieles erlebt und genauso viel wieder vergessen haben.

Machst du dir Sorgen um unsere Zukunft?

Das wird so bleiben. Der Arzt hat mir nicht versprochen, dass du nie mehr in eine Klinik musst.

Ich nehme regelmäßig meine Medikamente. Außerdem habe ich großes Vertrauen in die Ärzte. In der Medizin werden diesbezüglich Fortschritte gemacht. Ich bin eher zuversichtlich.

Das warst du schon immer.

Ich möchte einen Kurs belegen, wenn wir wieder zuhause sind. In Sachen Selbstverteidigung.

Und gegen wen willst du dich verteidigen? Gegen die Krankheit? Gegen mich? Gegen den Rest der Welt? Ich habe eine andere Idee. Wir sollten uns wieder öfter mit unseren Freunden treffen. Wir haben sie vernachlässigt.

Das lässt sich nachholen.

Wenn uns dafür genügend Zeit bleibt.

In den beiden letzten Tagen regnet es, werden Jan und Hannah dazu gezwungen, im Häuschen zu bleiben, zu lesen, zu reden, dabei zuzusehen, wie die Tropfen ins Meer fallen, die Wellen leise ans Ufer schlagen, wie immer wieder ein Streifen Licht sichtbar wird, am Strand kaum einer zu sehen ist. Der Horizont ist wie mit einem dünnen Schleier überzogen.

Ein schöner Zustand, sagt Hannah.

Für mich nicht. Ich möchte wenigstens für eine Stunde ins Freie, um den Regen auf meiner Haut zu spüren, entdecken, dass ich lebendig bin.

Gut, dann gehen wir hinaus.

Mir ist kalt, sagt Jan nach einer Weile, meine Schuhe sind nass, meine Laune miserabel.

Du bist lebendig, ich auch. Gehen wir wieder zurück.

Der Abschied vom Inseldasein fällt schwer.

Ich könnte mir gut vorstellen, einige Monate im Jahr hier zu verbringen, sagt Jan.

Das bindet uns zu sehr an diesen Ort. Ich möchte auch noch andere Inseln oder Länder kennenlernen. Die Welt ist groß.

Deine Neugier auch. Das liebe ich an dir.

Ein langer, heißer Sommer geht zu Ende.

Kalte Herbstwinde wehen, die Blätter färben sich, Drachen steigen. Die alte, vertraute Angst meldet sich wieder zurück, nimmt immer mehr Platz ein. Freunde versuchen zu trösten.

Es gibt keinen Trost, sagt Hannah. Die Krankheit existiert. Sie beißt und kratzt, verwundet und schmäht.

Jan spricht kaum mehr, hat diese trüben, todtraurigen Augen, möchte, wenn er von der Arbeit nach Hause kommt, sofort ins Bett.

Ich habe Angst, sagt er.

Vor einer Depression?

Ich spüre sie in den Gliedern, im Kopf, überall. Meine Gedanken ziehen nach unten. Alles zieht nach unten.

Die Depression legt sich auf Jan wie ein Zentnergewicht.

Lass mich schlafen, sagt er.

Jan ist ein anderer, sein Blick geht ins Leere. Seine Worte sind tot.

Ich kenne ihn nicht, ich habe ihn nie gekannt, denkt Hannah. Die Nacht will sich nicht mehr vom Tag ablösen lassen. Die Sonne lässt sich selbst von offenen Fenstern nicht ins Zimmer locken, wirft ihr Licht in andere Winkel und Ecken, nur nicht dorthin, wo sie gebraucht wird. Das

Zimmer von Jan bleibt unberührt, Schubladen werden nicht mehr geöffnet, der Schreibtisch ist aufgeräumt. Die Freude entfernt sich, alles wird grau und kalt. Die Dinge sind abwesend und stumm. Das Leben fließt nicht mehr.

Du solltest wenigstens eine Kleinigkeit essen.

Ich habe keinen Hunger.

Und wenn wir ins Freie gehen? Die Natur heilt.

Mich heilt nichts und niemand.

Du musst wieder in die Klinik.

Jan nickt.

Wenn sich Liebespaare auf der Straße küssen, denkt Hannah: Wie schamlos. Wenn Kinder auf der Schaukel sitzen und jauchzen: Wie schamlos. Alles Gesunde, Kräftige beleidigt sie, ein Trauerflor legt sich über ihr Gemüt. Sie magert ab.

Damit hilfst du ihm auch nicht, sagt Paul. Zerstreu dich!

Wie denn?

Lebe du dein eigenes Leben!

Draußen fallen die ersten Blätter. Kinder waten in noch feuchten Laubhaufen, die Ahnungslosen, Verschonten, in Ruhe Gelassenen.

Hannah hadert mit Gott. Warum? fragt sie, droht mit der Faust gegen einen blanken, grinsenden Himmel.

Die Krankheit bestimmt den Ablauf des Tages, verfügt über das, was ihr bis jetzt gehört hat. Sie hasst alles, auch sich selbst, täuscht anderen das Glück vor, das unmögliche, mögliche Glück.

Zwischendurch nimmt sie ihren Skizzenblock, zeichnet Totenköpfe, bleiche, ausgemergelte Gesichter, verschlossene Türen, Pfleger in weißen Kitteln: Ich höre auf zu leiden, sagt sie, und zerreißt ihre Skizzen. Ich möchte tanzen und singen, träumen und vergessen.

Hannah lässt sich von fremden Männern herumwirbeln, verliert sich im Taumel des Vergessens, küsst und wird geküsst, spürt Reue.

Das hat Jan nicht verdient.

Einmal in der Woche trifft sie sich mit Freunden in einem Restaurant, trinkt mehr als ihr guttut, ist ausgelassen, benimmt sich häufig daneben. Entschuldigt sich. Ich habe jedes Maß verloren.

Du wirst es wiederfinden, sagen sie.

Ich zweifle.

Im Kino weint oder lacht sie, kommentiert lautstark einzelne Szenen, beneidet Paare, die sich leidenschaftlich küssen und umarmen. Flüchtet sich in kindische Liebesträume, denkt sich Begegnungen aus, die nicht wahr sein können und dürfen. Der Film ist viel zu schnell zu Ende. Sobald sie den Saal verlässt, hat das Leben sie wieder fest im Griff. Würgt und beißt, nagt an ihrem Gewissen. Im Inneren bleibt große Ratlosigkeit.

Wochen vergehen. Die Laubhaufen verschwinden, die Bäume sind kahl und leer.

Jan darf nach Hause, tastet sich wie ein Blinder durch die Wohnung, berührt die Dinge, liebevoll, fast vorsichtig. Mir ist vieles abhanden gekommen, sagt er, stellt sich ans Fenster, hört und sieht. Pfeift, spricht über seine Mutter, seine Kindheit, über Lehrer und Mitschüler, über alles, was in Zeiten der Depression im Kopf stecken geblieben ist.

Alles ist noch so fremd, sagt er, so ungewohnt. Ich möchte wieder das Leben lernen.

Dann fang noch heute damit an.

Das Essen schmeckt, sagt er, du bist eine gute Köchin. Er küsst Hannah, umarmt sie. Es geht aufwärts, das Ziehen in den Gliedern hat aufgehört. Ich habe Lust auf alles.

Schreien vor Glück, denkt Hannah. Sie ist dabei zaghaft, fast vorsichtig. Ein Rückfall. Was dann?

Jan vergisst, was gewesen ist, freut sich über die kleinen und großen Dinge des Alltags.

Nachholen, sagt er, was zu kurz gekommen, und schnell vergessen, was einmal gewesen ist.

Hannah zeichnet Bäume, Blätter, dann Kindergesichter, Clowns, Blumen, nackte Körper, alles, was schön und verlockend ist, findet zurück zu sich selbst, liebt alles, was ablenkt und befreit, spricht vom Glück, das ihnen unerwartet in den Schoß gefallen ist.

Damals, denkt sie. Es ist lange her.

Drei unselige Jahre mit Kündigungen, Klinikaufenthalten, großen und kleinen Verrücktheiten. Demütigungen und Neuanfängen.

Wir haben es geschafft.

Das Meer trägt.

Jan ist ein Wort,
ein Zustand,
ist Glück und Unglück zugleich.
Ich liebe und respektiere ihn,
lehne mich gegen ihn auf,
lasse mich immer wieder auf ihn ein.
Jan ist mehr als ein Wort.

Wieder in der Stadt

Und die Männer vor Jan? Wirklich geliebt habe ich sie nicht. Es waren Romanzen – oberflächlich und nicht von Dauer. Ich war naiv und leichtfertig, habe denen vertraut, die es nicht wert waren: Versagern, Wichtigtuern, Lügnern.

Hannah horcht. Nebenan streitet sich lautstark ein Ehepaar.

Um ein Nichts, denkt sie. Das wird aufhören, wenn die Worte verbraucht und nutzlos geworden sind. In den ersten Jahren haben auch wir viel gestritten. Die Krankheit – das Etwas, das Ungetüm – stachelte dazu an, forderte uns ständig heraus, so lange, bis wir einsehen mussten, dass nur eine Therapie helfen konnte, um das Knäuel zu entwirren, den Faden wiederzufinden, bis zum nächsten Schub, zur nächsten Verwirrung.

Am Himmel jagen sich die Wolken, türmen sich übereinander, bilden eigenwillige Formen, lösen sich rasch auf.

Ein faszinierendes, kurzweiliges Spiel, denkt sie.

Ich werde heute noch den prächtigen Boulevard entlangschlendern, an den Schaufenstern länger stehen bleiben als sonst: ein neues Kleid, ein Paar neue Schuhe. Ein neues Outfit, ein neuer Mensch.

Sie zieht ihren Mantel an, steht schon an der Türe, will absperren.

Wozu? Ich muss mir nichts beweisen. Ich habe Kleider und Schuhe genug. Luxus irritiert mich. Besser ist es, irgendwo einen Kaffee zu trinken, Menschen zu beobachten, zuzuhören, worüber sie reden, woran sie scheitern, getröstet sein, wenn sie mit denselben Problemen kämpfen wie ich.

Straßencafés sind an jeder Ecke zu finden, für Müßiggänger, Intellektuelle, Gelangweilte, Philosophen, für Möchtegerne und Alleskönner, Nichtstuer und Lebenskünstler.

Die Suche dauert nicht lange. Nur drei Straßen weiter ist das *Le Sans Souci.*

Sie findet einen Platz in der hintersten Ecke, merkt allzu schnell, dass sie dort nicht hingehört, bestellt Kakao, trinkt ihn hastig aus, starrt vor sich hin, holt schließlich den Skizzenblock aus ihrer Handtasche, entwirft in wenigen Strichen das eine oder andere Gesicht: mein Souvenir an eine wunderbare Stadt, an ein vielfältiges, buntes, facettenreiches Leben.

Ein jüngerer Herr mit auffallend langen Haaren und unruhigen Händen lässt sie nicht mehr aus den Augen.

Ist was?, fragt sie mit einem Anflug von Keckheit.

Das Leben damit festhalten, sagt er, das habe ich selber auch versucht.

Und jetzt?

Im Laufe der Jahre verliert sich manche Illusion. Kommen Sie mit! Ich möchte Ihnen etwas zeigen.

Hannah zahlt, steht auf, sagt: Danke! Ich will mich allein zurechtfinden.

Sie flaniert abwesend und mit innerer Leichtigkeit durch den Jardin du Luxembourg, betrachtet Blumenrabatten, die kunstvoll bepflanzt wurden, Figuren, die seit Jahrzehnten in derselben Pose verharren, Springbrunnen, ein altes liebevoll bemaltes Karussell.

Kinder sitzen darin, in ihren Augen dieses Unersättliche: noch einmal und noch einmal. Die Mütter werden nicht müde, deren Wünsche zu erfüllen, werden dabei an ihre eigene Kindheit erinnert.

Hannah geht weiter.

Einheimische füttern Tauben, die sich respektlos und ohne Scheu auf den Kopf oder den Arm einer Skulptur niederlassen, ohne den Lauf der Zeit damit zum Stillstand zu bringen. Die Alten sitzen auf Bänken oder Stühlen, stieren vor sich hin, lesen manchmal in einer Zeitung, führen zwischendurch jene Alltagsgespräche, die keine Mitte und kein Ziel haben.

Liebespaare küssen sich, schwören sich ewige Treue.

Paris ist meine Stadt, denkt Hannah. Ich kann davon nicht genug bekommen.

Sie sucht in der Menge ein Gesicht, einen Mann, einen Doppelgänger von Jan.

Ich bin nicht mehr dieselbe.

Das Glück wächst nur langsam.

Hannah zeichnet mit einem spitzen Bleistift all die Dinge aufs Papier, von denen sie umgeben ist: eine Lampe, eine Figur aus Ton, eine Tasse, den Kamin, das Bäumchen, ein Fenster.

Dinge, sagt sie, und doch mehr als Dinge. Was ich skizziere, verändert sich, und was ich in die Hand nehme, verändert sich genauso. Maurice hat recht. Ich will gern mit den Händen anfassen, was sich mir nicht entzieht. An ihn zu denken ist unnütz, eine Phantasterei.

Sie legt die fertigen Skizzen zur Seite, betrachtet den Briefbeschwerer.

Schreiben über meinen Zustand, über die Leichtigkeit, die nicht lange anhält und mich dann wieder verlässt, über meine Angst, der Faden könnte reißen, Jan mir fremd werden, über eine Skulptur, die nutzlos in einer Ecke steht. Über die Hässlichkeit, den Wahn. Die Schönheit. Ihm alles schreiben. Über das Glück, das wir hatten, die vielen Wunder, die passiert sind, über Ärzte und Therapeuten, Freunde und Bekannte, die uns weitergeholfen haben, wenn nichts mehr funktionieren wollte.

Sie nimmt den Skizzenblock noch einmal in die Hand. Jan – wie er ist, wie er immer sein wird: seine Fähigkeit zu staunen, seine Wahrhaftigkeit, seine Treue, seine Gabe, genau zu beobachten, sorgfältig mit den Dingen umzugehen.

Ich werde mich ihm wieder annähern, trotzdem unabhängig bleiben. Es liegt an mir, es liegt an ihm.

Das Bild ist fertig. Die Angst verschwindet.

Sie schaut zum Fenster hinaus, sieht den Vater im Hinterhof stehen und erzählen.

Hannah hört ihm zu, lässt sich einhüllen von seinen Geschichten. Sie sind warm und tröstlich.

Weißt du noch, sagt er, als ich einen Schreibtisch für dich gemacht habe? Dann einen Stuhl. Du warst mir immer wichtig, vielleicht sogar wichtiger als deine Mutter. Du bist neugierig auf das Leben gewesen, erfinderisch und ohne Furcht. Du packst die Dinge an, verschiebst selten etwas auf morgen oder übermorgen. Bleib so!

Er berührt sanft und kaum spürbar ihre Schulter, hört auf zu sprechen, verschwindet.

Der Tagtraum löst sich in ein Nichts auf.

Paris lockt schon wieder. Es hat einen langen Atem, ist vergesslich und gleichgültig. Attraktiv und poetisch.

Ich muss und will ins Freie.

Hannah sperrt die Wohnung ab, geht zu Fuß die einzelnen Stockwerke hinunter.

Ich brauche keine gläsernen Aufzüge. Ich brauche keine Bequemlichkeit. Zuerst in den Hinterhof, um die Welt von unten zu betrachten, hineinzuhorchen in die Enge, in das intime Leben anderer, um zu wissen, dass hier nicht alles aus den Fugen geraten ist.

Es ist still. Kein offenes Fenster, der Himmel ist dicht mit Wolken behangen, ein Vogelschwarm fliegt vorbei, ohne sie zur Kenntnis zu nehmen.

Mein Bäumchen, sagt sie, klein und voller Lebenskraft.

Dann wird doch ein Fenster geöffnet, ein Vorhang zur Seite geschoben, dann der zweite. Ein Kind streckt seine Hände dem Himmel entgegen, stößt Freudenschreie aus, hat schon früh verstanden, worum es geht.

Singen, sagt Hannah, über das Leben, das Glück, die Freiheit, singen und tanzen. Jan ahnt mehr als ich, spürt mehr als ich, leidet mehr als ich. Mein verrückter, erhabener König.

Sie geht wieder in das Haus zurück, steigt die Treppen hinauf, begegnet Monsieur Pichon, der sie wie eine längst vertraute Nachbarin begrüßt.

Was halten Sie davon, bei mir eine Tasse Kaffee zu trinken?

Sie sieht ihn verwundert an.

Eine schlechte Körperhaltung, dazu diese freundliche, zuvorkommende Art, die mich kaum überzeugt. Vielleicht empfindet er Mitleid darüber, dass ich mich allein in Paris aufhalte. Er dürfte einige Jahre älter sein als ich.

Je suis d'accord, sagt sie mit einer Spur Überlegenheit.

Unsere Wohnung ist nicht groß, aber für meine Frau und mich reicht sie. In etwa einer Stunde?

Hannah zieht sich um, steckt die Haare hoch, probiert verschiedene Kleider an, entscheidet sich für ein dunkelblaues Kostüm.

Ich bin arrogant und gleichzeitig naiv, denkt sie, wieder einer, dem ich ganz offensichtlich gefallen will.

Noch im Vorraum fragt sie ihn: Soll ich die Schuhe ausziehen?

Ja, bitte! Das ist bei uns so üblich. Sie ahnen, die Teppiche. Meine Frau ist penibel. Momentan ist sie im Ausland als Simultanübersetzerin.

Wann kommt sie wieder zurück?

Das ist noch nicht geklärt.

Vermissen Sie Ihre Frau?

Wir telefonieren täglich, erzählen uns Wichtiges und Unwichtiges, manchmal auch Tragisches oder Boshaftes. Je nach Laune oder Gemütszustand. Natürlich vermisse ich sie. Ich gehöre nicht zu den Männern, die gerne allein leben.

Nehmen Sie doch Platz!

Auf dem Wohnzimmertisch steht ein Teller mit Petits Fours, daneben ein üppiger Blumenstrauß. Auf einem Stuhl liegt eine Jacke, auf dem Sofa mehrere Bücher, auf dem Fußboden ein Stapel Zeitungen.

Diese winzige Unordnung, wenn die Frau nicht zu Hause ist, denkt Hannah. Sie verschafft ihm das Gefühl, Herr der Lage zu sein.

Möchten Sie den Kaffee mit oder ohne Zucker?

Ohne.

Und wie gefällt Ihnen Paris?

Paris ist ein Labyrinth, sagt Hannah, während sie hastig den ersten Schluck trinkt. Die Stadt hat Charme, lockt und wirbt. Schwindelt und gefällt sich darin, zu täuschen.

So habe ich das noch nie gesehen. Und was treibt Sie hierher?

Das Bedürfnis nach Schönheit und Unabhängigkeit.

Monsieur Pichon sieht sie verblüfft an.

Das Bedürfnis nach Schönheit, wiederholt er. Ich habe damals von meinen Eltern ein großes Haus geerbt. Jedes Zimmer war vollgestopft mit kostbaren Souvenirs, die sie von ihren vielen Reisen mitgebracht hatten. Auf einer Auktion sind wir den größten Teil wieder losgeworden. Schönheit ja, aber nicht im Übermaß. Einige Bilder haben wir behalten.

War Ihre Frau damit einverstanden?

Noch mehr als ich. Sie hält sich meist in Hotels auf, lebt in dieser Zeit sehr spartanisch. Ein gutes Bett, sagt sie, ein ruhiger Schlaf, dazu ein anständiger Service, nichts Überflüssiges oder gar Störendes. Der Mädchenkopf auf der Kommode ist eine Erinnerung an meine Schwester, die früh aus meinem Leben verschwunden ist. Sie merken, kaum im Gespräch, gebe ich schon manches von mir preis. Und Sie?

Später – vielleicht.

Unabhängigkeit, sagten Sie, Sie wirken gar nicht so, als könnten Sie nicht allein auf zwei Beinen stehen.

Das kann ich, ohne Zweifel. In der Ehe allerdings …

Sie stockt.

Aber das wissen Sie ja selbst. Ansprechende Bilder, sagt sie, und zeigt, um von sich selber abzulenken, auf eines davon.

Originale, aber nicht von berühmten Malern. Zu den meisten Künstlern haben wir keinen Kontakt mehr. Alles ändert sich. Das Leben ist ein Fluss.

Heute Abend ist übrigens eine Ausstellungseröffnung ganz in der Nähe. Ich habe zwei Einladungskarten. Wollen Sie mitkommen?

Hannah überlegt nicht lange, denkt: Das Glück soll und kann weiter wachsen.

Gut, ich begleite Sie.

Sie trinkt ihren Kaffee aus, bedankt sich für die Einladung, geht beschwingt hinunter in den zweiten Stock, nimmt Papier und Schreibzeug:

Lieber Jan …
Und wenn du dann hier bist …

Sie legt den Stift resigniert zur Seite: Noch fehlen mir die richtigen Worte.

Morgen vielleicht.

Der Ausstellungsraum ist voll, der Kurator hält einen geistreichen Vortrag über die Kunst, von dem Hannah das meiste nicht versteht, zeigt auf einzelne Gemälde. Der Maler steht neben ihm, klein und unscheinbar, sieht herablassend in die Runde, wartet auf Bestätigung und anerkennende Blicke.

Es ist überall dasselbe, denkt Hannah, Snobismus und Größenwahn. Das eigene Können wird größtenteils überschätzt. Der Künstler wirkt aufgeblasen und dumm. Das Ganze ist nicht mehr als eine Farce.

Herr Pichon reicht Hannah ein Glas Sekt.

Trinken wir auf sein Wohl und auf die Kunst!

Eher nicht, denkt sie. Quadrate, Rechtecke, Kreise, sogar meine Schüler in den höheren Klassen hätten mehr zustandegebracht. Kunst, ein Begriff, der oft missbraucht wird. Warum bin ich überhaupt mitgegangen?

Monsieur Pichon sieht sie nachdenklich an. Sie sind nicht überzeugt? Wir können noch darüber reden.

Darüber?

Nicht nur.

Auf dem Nachhauseweg erzählt er von seinen Kindern.

Bei der Erziehung sind wir uns nicht immer einig gewesen. Meine Frau war strenger als ich, in allem sehr konsequent. Meine Töchter gleichen ihr. Haben sehr früh gewusst, was sie wollen, Catherine hatte sich in einen Farmer verliebt, ist nach Australien gezogen, als sie achtzehn war. Das Landleben scheint ihr zu gefallen. Sie kommt nur einmal im Jahr zu uns, und wir besuchen sie einmal im Jahr. Mittlerweile hat sie drei Kinder. Der Mann ist zuverlässig und fleißig, in manchen Dingen etwas zu ehrgeizig. Ich bedauere sehr, dass ich die Enkelkinder nicht heranwachsen sehe. Die andere Tochter, Marlen, drei Jahre jünger, ist Sprachlehrerin. Sie hat die Begabung für Sprachen von meiner Frau geerbt, soweit es das gibt.

Und wo lebt sie?

In Trouville. Wir sehen uns regelmäßig. Sie möchte keine Kinder, denkt nur an ihre Karriere. Das ist legitim. Mit zehn Monaten musste sie am Herzen operiert werden. Wir wussten damals nicht, ob sie überlebt. Noch Jahre danach hatte meine Frau Albträume. Dabei ist sie eher eine, die das Leben anpackt. Sie ist in keiner Weise zimperlich. Ängste bleiben.

Da haben Sie recht.

Und Ihr Leben?

Kompliziert und verworren. Schön und anstrengend.

Wenn Sie davon erzählen wollen!

Wie Sie schon sagten. Die Ängste bleiben, aber bei mir dominieren sie nicht mehr. Mein Mann ist manisch-depressiv. Psychische Krankheiten lösen bei vielen Menschen Unbehagen aus. Sie wissen nicht, wie sie darauf reagieren sollen.

Ich weiß es auch nicht.

Hannah wehrt ab. Es gibt genügend andere Themen.

Sie lacht, deutet das Glück an.

Es wächst wieder, sagt sie. Und was die Kunst betrifft: Die Ausstellung hat mich nicht überzeugt.

Mich übrigens auch nicht. Ein Bekannter von uns, ein Möchtegern. Er wird es nie zu wahrer Meisterschaft bringen. Wenn Sie das Bedürfnis haben, können wir zu dritt in den Louvre gehen, dann zeige ich Ihnen meine Lieblingsbilder.

Nach einer Stunde verabschiedet sich Hannah mit dem Gefühl, einen flüchtigen Blick in ein Leben geworfen zu haben, das sie nicht interessiert. Kein Mann für das Große, denkt sie.

Der nächste Morgen ist hell und klar.

Heute muss ich in der Wohnung bleiben, sagt Hannah leise vor sich hin. Ich fühle mich krank und einsam.

Sie kämpft gegen das Fieber, gegen ihre Mattigkeit, gegen alte Erinnerungen, ergibt sich.

Ich werde Bildbände anschauen oder eine Biografie lesen, schlafen, denken, nach einer Lösung für uns beide suchen. Jan ist mir nah und zugleich weit entfernt.

Sie steht auf, öffnet die Vorhänge, betrachtet dieses schmale Stück Himmel, das von einem seltenen intensiven Blau ist.

Dieselbe Frau steht wieder am Balkon und raucht. Der Hausmeister bringt die Mülltonnen auf die Straße. Das Bäumchen atmet leise und vorsichtig. Einer spielt am Klavier, die Melodie bringt etwas in ihr zum Schwingen. Hinter einem Fenster ist ein nackter Mann zu sehen, der sich mit Gymnastik fit hält.

Hannah schlüpft ins Bett zurück, hüllt sich ein, träumt von Neuanfängen, von Liebhabern, spürt, wie ihr warm wird, wie Leidenschaft aufkommt, die sie lange vermisst hat. Maurice oder Jan – der Name ist nicht wichtig. Ich hätte mich noch einmal mit Maurice treffen können. Hätte …

ein Wort, das nicht zu mir passt. Ein Doppelgänger von Jan. Ich werde ihn suchen, ohne ihn finden zu wollen. Paris hat nichts übrig für meine Kindereien.

Sie wird gestreichelt, umworben, hört Sätze, die sie weder denken noch laut aussprechen will.

Das Fieber, denkt sie, der Fieberwahn, auch ich bin anfällig für das Kranke, für Halluzinationen. Für übersteigerte Wünsche und Bedürfnisse.

Dreißig gemeinsame Jahre, der Beruf mit all seinen Höhen und Tiefen, Feste, Einladungen, Reisen, der tragische Tod einer Freundin. Verirrungen. Der Autounfall meines Schwagers.

Hannah steht noch einmal auf, öffnet das Fenster: für den Mond und die Sonne, für Gespenster, für Freund und Feind. Für Mensch und Tier. Für alle, die mich lieben und hassen.

Was trägt wirklich? Das Wort oder Gott? Der Glaube oder das Nichts?

Im Hinterhof spielt der Nachbar aus Kindheitstagen auf dem Akkordeon, abwesend und voller Wehmut, schießt ein Junge mit Pfeilen nach einem Wipfel, will den Krieg totschießen, sitzt ein Vogel auf dem obersten Zweig und tiriliert.

Ich träume. Ich bin.

Wieder im Bett nimmt Hannah eines ihrer Lieblingsbücher in die Hand, die sie bei jedem Urlaub dabei hat, liest sich schnell in das Geschehen hinein, hört den Atlantik rauschen, der heftig an die Kaimauer stößt, sieht Fährschiffe näherkommen, Menschen aussteigen, die sich für das Glück entschieden haben, es trotzdem nicht festhalten können. Bewundert jene Schriftstellerin, die für jedes kleinste Ereignis die richtigen Worte fand.

Ich habe ihre Biografie gelesen, eine Egomanin, die liebte und hasste. Erniedrigte und befahl. Ich habe eine Schwäche für Menschen, die das eigene Böse nicht unterdrücken, sondern es ausleben, die andere zutiefst verletzen und zugleich zu Tränen gerührt sein können, wenn sie Bilder von ausgemergelten Kindern betrachten.

Die Buchstaben verschwimmen, das Buch fällt zu Boden.

Die Fährschiffe kommen an, Touristen steigen aus, gehen ins Hotel. Lieben oder betrügen sich. Täuschen einander etwas vor, ohne dabei ein schlechtes Gewissen zu bekommen.

Ich bin müde. Ich bin voller Neugier.
Ich bin unabhängig. Ich bin frei.

Der Tag vergeht nur langsam. Sie denkt an ihre Mutter, ihren Vater, ihre Nachbarn, ihre Freundinnen. Erinnerungen bedrängen sie. Eine behauptet sich.

Cornelia, sagt sie.

Als stünde sie neben mir, als wäre alles erst gestern gewesen. Das kleine, zähe Luder – ein Sport-Ass. Sie liebte den Schnee, die Wellen, steile Hänge und vor allem Männer. Zur Abwechslung, sagte sie und zwinkerte mir dabei verschwörerisch zu. Ihr Mann verzieh und vergaß. Du strapazierst eure Ehe, sagte ich manchmal. Mein Mann hält das aus. Und wie ist es bei dir? Eine Antwort interessiert dich sowieso nicht, also kann ich sie mir sparen. Stimmt.

Sie stürzte beim Skifahren einen steilen Hang hinunter und lebte nur noch drei Tage.

Cornelia fehlt mir, wie mir Menschen immer fehlen, die anders sind als ich oder genauso wie ich: zwiespältig, unruhig, unbesonnen. Ich kann nie lange an einem Ort bleiben, sagte sie mir einmal bei einem Treffen. Da wo ich hinkomme, ist schon längst Vergangenheit.

Keine Welle konnte ihr hoch genug sein, kein Hang zu steil. Einholen, überholen, das war ihre Devise, dabei war sie im Wettstreit voller Grazie. Billige Tricks hatte sie nicht nötig. Vermutlich wurde sie deshalb von den Männern verehrt: von Jüngeren und Älteren, schönen und hässlichen, armen und reichen, die ihr ein Leben im Luxus geboten hätten. Das wollte sie nicht. Reichtum? Nein, er bringt nur aus dem Gleichgewicht. Und deine Liebschaften?, fragte ich sie. Sie halten mich bei Laune.

In allem, was sie tat, war sie voller Leidenschaft, auch im Hass und in ihrem Zorn. Sie kannte kein Mittelmaß, nur die Ausschließlichkeit. Sie sprach öfter darüber, dass sie keine Kinder wolle. Das bindet. Ich gehöre nicht zu den Frauen, die gerne zu Hause sind, ihre Karriere zum Wohle eines Kindes opfern, nein. In letzter Zeit strich sie häufig über ihren Bauch, hatte diesen verträumten, zärtlichen Blick, den ich nicht an ihr kannte. Und wenn sie schwanger gewesen ist? Ein eigenes Kind, ein Albtraum, ein Wesen aus Fleisch und Blut, eigenständig, mit raschen Pulsschlägen, einer Anwesenheit, die fordert und manchmal in die Knie zwingt.

Auf der Beerdigung sind nur wenige. Ihr Mann weint, Freunde werfen Blumen ins offene Grab.

Die Blumen werden verwelken, die Inschrift verblassen, andere werden die Hänge hinunterfahren, werden ohne sie um die Wette schwimmen. Andere.

Hannah hört Wellen an die Friedhofsmauer schlagen. Sie hört Cornelia lachen, laut und ungeniert.

Dann hört sie nichts mehr. Cornelia ist tot.

Ich will leben, sagt Hannah.

Paris wird langsam meine Stadt. Ich komme ihr Schritt für Schritt näher. Sie hat lange gezögert, ließ es dann doch zu.

Sie singt, schreit, liebt und hasst, nimmt mir den Atem, betört und belügt mich.

Von ihr lasse ich mir alles gefallen.

Nach zwei Tagen Bettruhe fühlt sich Hannah stabil genug, um aufzustehen und etwas zu unternehmen.

Ich werde ein anderes Ich ausprobieren.

Sie zieht ein Seidenkleid an, steckt einen schönen Kamm in ihre Haare, schlüpft in Schuhe mit hohen Absätzen, legt Rouge auf, verwendet einen knallroten Lippenstift, geht etwas unbeholfen die Treppen hinunter.

Nein, nicht mit diesen Schuhen. Ich bin es nicht mehr gewohnt.

Sie fährt mit dem Aufzug nach oben, schlüpft in ein bequemeres Paar. Rouge und Lippenstift können bleiben.

Sie flaniert an Geschäften vorbei, beobachtet einzelne Touristen, bleibt immer wieder stehen, geht über die Brücke Pont Notre-Dame.

Die Seine fließt ruhig dahin, ein Schleppkahn ist zu sehen, weiter hinten ein Boot voll mit jenen, die möglichst schnell alles sehen und erleben wollen.

Auch wir zwei werden irgendwann dabei sein, denkt Hannah, um nachzuholen, was wir bis jetzt versäumt haben.

Vor der Kathedrale stehen große und kleine Gruppen, ein buntes Völkergemisch, zu hören ist ein lautes, ungezügeltes Stimmengewirr.

Hannah zögert: Was soll ich hier? Ich halte mich lieber dort auf, wo nur wenige Touristen sind. Sie überlegt eine Weile, geht dann doch hinein, setzt sich in eine Bank, betrachtet die Glasfenster, den Altarraum, den aufwendigen Blumenschmuck, die Heiligenfiguren, die seit Jahrhunderten geduldig in ihren Nischen ausharren, schließt die Augen, öffnet sie wieder.

Eine etwa Zweijährige kriecht auf dem Boden herum. Zwei junge Leute küssen sich lange und innig. Jugendliche wollen mit ihren Smartphones alles festhalten, was sich nicht festhalten lässt.

Als Kind besaß ich eine ernsthafte, anständige Frömmigkeit, denkt Hannah. Ich habe gern gebetet und mit Inbrunst religiöse Lieder gesungen, an Gott geglaubt, auf ihn vertraut. Das hat sich im Laufe der Jahre geändert.

Gedämpftes Sonnenlicht dringt durch die Glasfenster, wirft schmale, bunte Schatten auf den Boden, die Kanzel, die Betstühle.

Hannah steht auf, zündet zwei Kerzen an, für Cornelia und Jan, denkt darüber nach, warum die Heiligen nicht längst das Weite gesucht haben, der Bischof den Dom nicht absperren und zum Denkmal erklären lässt.

Wieder im Freien, entscheidet sie sich dafür, ins Museum zu gehen.

Die Kunst weckt in mir eher religiöse Gefühle als eine zweckentfremdete Kathedrale.

Was ich suche? Die Schönheit, das Unvergängliche, das, was die Zeit überdauert, eine Lösung für uns zwei.

Zuerst werde ich eine Kleinigkeit essen.

Die Lokale sind voll. Sie findet in einem der preisgünstigen Straßencafés einen letzten Platz neben einem älteren Ehepaar, bestellt eine Tasse Kaffee und eine Apfeltarte, merkt, dass sich zwei Menschen nichts mehr zu sagen haben, hilflos in die Runde blicken.

Ich kann euch auch nicht helfen, steigt selber aus der Grube. Dazu braucht ihr viel Phantasie und vor allem Geduld! Hier kann ich nicht lange bleiben.

Sie isst ihre Tarte, trinkt den Kaffee aus, verabschiedet sich von den beiden mit einem leichten Kopfnicken und geht hinaus auf die Straße.

Alle Taxen sind besetzt, Hannah wartet lange, bis eines anhält. Der Taxifahrer öffnet ihr die Türe, lässt sie einsteigen, sieht sie freundlich an.

Zur Rue de Varenne, sagt sie und beobachtet ihn dabei, wie er geschickt in Seitenstraßen einbiegt, andere überholt, leise flucht, eine Melodie pfeift, die ihr bekannt vorkommt.

Ich war früher Musiker, sagt er, es gibt kaum ein Land, in dem ich nicht gewesen bin. Da und dort eine kurze Affäre, nicht nennenswert. Für längere Liebschaften fehlte mir die Zeit. Wie Sie sich vorstellen können, war ich selten zu

Hause, meine Frau trennte sich von mir mit der Begründung: Es reicht.

Er schaut sie flüchtig an. Sind Sie auf Besuch hier?

Hannah nickt.

Für länger?

Das würde ich gerne. Ich muss wieder nach Hause, sonst könnte ich mich viel zu rasch an das Alleinsein gewöhnen und meine Ehe gefährden.

Es lohnt sich nicht, sagt er.

In dem kleinen Museum sind nur wenige Besucher. Der Wärter begrüßt Hannah mit steifer Höflichkeit, gibt ein paar nützliche Hinweise, schweigt, sieht zum Fenster hinaus, hat sich das Denken längst abgewöhnt, muss sich jeden Tag neu erfinden, um bei seiner eintönigen Tätigkeit nicht zu resignieren.

Zuerst verschaffe ich mir einen Gesamteindruck, denkt Hannah, wie ich das immer mache, dann befasse ich mich näher mit den einzelnen Kunstwerken. Ich habe nur ein einziges Mal während meiner Ausbildung mit Stein gearbeitet, bald wieder aufgegeben. Ton ist mir lieber. Er ist gefügig und angenehm. Etwas in das zunächst tote Material hineinsehen können und es dann Schritt für Schritt herausholen: ein Motiv, ein Gesicht, eine Figur, ein Tier, ihm Ausdruck und Tiefe verleihen. Eine Skulptur ist für mich dann gelungen, wenn mein Puls höher schlägt und ich das Gefühl habe, lebendig zu sein.

Sie berührt vorsichtig einen Frauenkopf aus Bronze. Der Wärter ermahnt sie.

Sie wissen ja, wie schnell der Alarm ausgelöst wird.

Ich mag die Objekte anfassen, dann erst kann ich mich in sie verlieben.

Er sieht sie entsetzt an.

Nein, ich bin nicht verrückt, ich habe eine spezielle Beziehung zur Kunst.

Noch einmal streicht Hannah über ein Objekt, dieses Mal über einen Torso.

Provozieren Sie mich nicht!

Manchmal liebe ich die Provokation, auch wenn sie nichts bringt. Verzeihung!

Wie oft bin ich mit meinen Schülern ins Museum gegangen, um ihnen die Werke eines Malers oder Bildhauers nahezubringen. Ich habe sie Skizzen anfertigen lassen, sie für die einzelnen Biografien begeistern wollen. Bei manchen ist es mir gelungen. Sie haben die Fähigkeit entwickelt, Kunst kritisch zu beurteilen, wissen zielsicher, wann von Begabung gesprochen werden kann und wann nicht. Jim war einer von den Besten. Er ging nach dem Abitur auf die Kunstakademie, hat sich schon an Gruppenausstellungen beteiligt. Wenn er genügend Ausdauer erweist, wird er später zur Elite gehören.

Es ist jedes Mal dasselbe. Ich halte es in einem Museum nicht lange aus, vermutlich ein Zuviel an Schönheit und Harmonie.

Sie geht direkt auf den Wärter zu.

Ist das Herumstehen für Sie nicht langweilig?

Im Laufe der Jahre habe ich eine ganz bestimmte Methode entwickelt, um den Tag einigermaßen zu überleben. Meistens betrachte ich die einzelnen Gäste, die einen unwissend und mit teilweise kindischen Kommentaren, andere wieder mit außergewöhnlicher Bildung, die bis ins Detail über den Künstler und seine Schaffensperioden Bescheid wissen. Ich lerne immer noch dazu, muss aber auch wachsam sein, teilweise sogar heikle Fragen beantworten. Wenn die Zeit nicht vergehen will, verfolge ich den Stand der Sonne und staune jedes Mal, wie sich dadurch die einzelnen Plastiken verändern. Sie wirken so lebendig, als könnte jeden Moment ihr metallenes Herz zu schlagen beginnen. Dann wieder sind sie abgestumpft, fast roh. Und wie denken Sie über die Kunst?

Schönheit ist verdächtig.
Das verstehe ich nicht.
Muss auch nicht sein.
Hannah kauft sich einen Katalog, blättert darin.
Ich will Jan beweisen, dass ich wirklich in Paris gewesen bin.
Sie verabschiedet sich vom Wärter mit der Bemerkung, dass er seine Überlebensstrategie noch um einiges erweitern könne, und geht ins Freie.
Meisterwerke machen mich glücklich, denkt sie.

Seit mehreren Stunden sitzt Hannah am Fenster, betrachtet den Himmel, die Häuserfronten, Dächer, die hell in der Sonne glänzen, wandernde Schatten, hört sich hinein in Unbekanntes, Fremdes. Fernes und Nahes.
Das Nichts, denkt sie, oder das Alles. Und was ist dazwischen?
Ich sehne mich nach Worten, die hier in Vergessenheit geraten könnten, die nur mir und Jan gehört haben. Ich vermisse unsere philosophischen Gedankengänge. Ich vermisse den Ton seiner Stimme. Ich vermisse ihn, meinen König, meine große Liebe.
Sie setzt sich an den Schreibtisch, beginnt damit, einen Brief zu schreiben.

Lieber Jan,
ich möchte mit Dir im Regen durch Paris spazieren, eiskalte Tropfen auf der Haut spüren, darüber reden, dass die Welt …

Sie beginnt noch einmal:

Lieber Jan,
es muss schön sein, mit Dir eine Fahrt auf der Seine zu machen, oder Hand in Hand hinauf zum Montmartre zu gehen. Dort lassen wir uns porträtieren oder wir kaufen etwas ganz und gar Sinnloses oder …

Ein letzter Versuch:

Mein lieber Jan,
jede Nacht bellt im Hinterhof ein Hund. Vermutlich hat er Angst vor der Dunkelheit.

Hannah faltet die Blätter zusammen und legt sie zwischen die Seiten eines Buches. Es ist noch zu früh.

Sie weint.

Am Vormittag läutet es unerwartet an der Wohnungstür. Hannah erschrickt. Wer kennt mich hier schon?, denkt sie. Vielleicht ist es der Postbote oder einer, der seine Zeitschriften verkaufen möchte, oder ein Penner, oder einer, der etwas von mir will, was ich ihm gar nicht geben kann.

Es läutet ein zweites Mal.

Hannah steht auf, geht zur Tür, öffnet sie vorsichtig, fast ängstlich, sieht eine gepflegte, elegant gekleidete Frau vor sich. Selbstbewusst und ohne Scheu.

Etwa in meinem Alter, denkt Hannah.

Bonjour, Madame, ich bin die Frau von Herrn Pichon und wollte Sie unbedingt kennenlernen. Möchten Sie nicht heute Nachmittag zu uns kommen? Etwas kurzfristig, ich weiß, aber vielleicht haben Sie ja Zeit.

Ja, die habe ich.

Dann um etwa 15 Uhr.

Hannah ist nervös, blättert in alten Illustrierten, trinkt Orangensaft, zeichnet, schaut immer wieder auf die Uhr, zieht sich schick an, schminkt sich, geht hinunter auf die Straße und kauft im gegenüberliegenden Supermarkt eine teure Flasche Wein. Worüber werden wir reden? Manches ergibt sich von selbst.

Überpünktlich steht sie vor der Tür des Ehepaars, wird von Madame und Monsieur höflich empfangen. Auf dem

Tisch steht ein Tablett mit kleinen Häppchen, daneben wertvolle Gläser, eine Flasche Rotwein und ein Korb mit Baguette.

Setzen Sie sich! Mein Mann hat mir schon von Ihnen erzählt. Ein Glas Wein?

Ja, bitte.

Das Ehepaar setzt sich ihr gegenüber, Monsieur Pichon legt seinen Arm betulich um die Schulter seiner Frau, streichelt zärtlich ihre Wange.

Eine billige Inszenierung, denkt Hannah. Etwas fehlt.

Nehmen Sie sich von dem, was wir anzubieten haben, es ist nicht viel.

Mildes Sonnenlicht fällt durch die Fenster, der Blick zum Himmel ist größer und freier als im zweiten Stock, das Bäumchen mit den dünnen Zweigen scheint anfällig für jeden noch so sanften Wind.

Auf dem Schreibtisch liegt ein Stapel Post, ungeöffnete und geöffnete Briefe, daneben steht ein Laptop.

Hannah wartet ab, sieht sich heimlich um.

Sauber, aber nicht staubfrei. Zum Sofa passende Kissen, großzügig angeordnet. Teure Vorhänge, ein alter wertvoller Schrank, ein Regal mit Büchern, die ordentlich aneinandergereiht sind.

Waren Sie schon in der Sonderausstellung *Impressionisten?,* fragt sie Monsieur Pichon.

Bisher noch nicht.

Dann gehen Sie hin. Es lohnt sich. Entschuldigung! Ich will Ihnen nichts aufzwingen.

Für Impressionisten habe ich schon als Schülerin viel übrig gehabt. Ich war mehrmals im Museum und habe Skizzen angefertigt oder kleine Aquarelle gemalt. Ich lese mit Leidenschaft Malerbiografien. Lebensgeschichten interessieren mich vor allem dann, wenn sie nicht geradlinig sind, sondern viele Ungereimtheiten aufweisen. Ich bin nicht unbedingt für das Normale. Mich begeistern

Menschen, die aus der Spur geraten, aus der Reihe tanzen, sich nur schwer einordnen lassen. Ob Dichter, Maler oder Bildhauer. Oder mein eigener Mann.

Monsieur Pichon sieht sie verwirrt an, lenkt schnell ab.

Und der Eiffelturm?

Im Allgemeinen meide ich Hauptattraktionen, jene Orte, wo sich Menschenmassen ansammeln. Deshalb bin ich nicht hier. Das, was ich bis jetzt gesehen habe, genügt mir. Ich werde wiederkommen. Dann aber mit meinem Mann. Wir werden zu Fuß bis zur obersten Plattform hinaufsteigen.

Sie lacht.

Wenn ich Sie fragen darf: Wo haben Sie Xavier kennengelernt?

Er hielt sich mehrere Tage in der Bibliothek auf, in der mein Mann arbeitet. Die beiden kamen schnell ins Gespräch, merkten, dass sie bei den meisten Themen einer Meinung waren. Wir haben ihn zu uns eingeladen. Daraus entwickelte sich eine Art Freundschaft. Das war vor fünf Jahren. Und jetzt bin ich hier.

Wir kennen ihn schon länger, sagt Madame Pichon. Er ist kompetent und kritisch, wenn es um wissenschaftliche oder soziologische Themen geht, im privaten Umgang nicht unbedingt herausfordernd.

Da haben Sie recht. Nicht jede Herausforderung führt auch zum Ziel.

Haben Sie Geschwister? Madame Pichon sieht sie dabei erwartungsvoll an.

Nein. Was soll ich dazu äußern?

Beneidenswert oder bedauernswert.

Beides. Ich hätte gerne einen Bruder oder eine Schwester gehabt. Meine Mutter wehrte ab, sie hatte genug mit sich selber zu tun. Mein Vater hat Kinder geliebt. Er konnte gut mit ihnen umgehen. Wenn ich Sie fragen darf: Besitzen Sie auch ein Landhaus?

Wir hatten eines mit großem Park und herrlichem Baumbestand. Eigentum verpflichtet, zwang uns zu Arbeiten, die wir gar nicht machen wollten und oft auch nicht konnten. Lieber sind uns Reisen mit Übernachtungen in einem guten Hotel. Meine Frau hat sowieso einen anstrengenden Beruf. Bei mir hält sich die Anstrengung in Grenzen.

Hannah wendet sich an Frau Pichon, die ihr ein weiteres Glas Wein nachgegossen hat. Und wo übersetzen Sie?

In verschiedenen Großfirmen, da kommt es auf jedes Wort an, da ist Schnelligkeit wichtig, höchste Konzentration gefordert. Es hat eine Weile gedauert, bis ich mich daran gewöhnt hatte.

Den vielen Büchern nach zu urteilen, lesen Sie regelmäßig.

Vor einigen Jahren fast jede Neuerscheinung, sagt Frau Pichon.

Und jetzt?

Die Zeit fehlt mir, vielleicht auch die Geduld.

Ich kann nicht ohne Bücher sein, auch im Urlaub nicht.

Hannah erzählt von Romanen, die sie beeindruckten, ihr manchmal sogar einen Weg weisen konnten, ereifert sich, merkt, dass das Ehepaar nicht richtig zuhört.

Beide sind diszipliniert und intelligent, denkt sie, aber sie besitzen nicht diese Art von Neugier, die Jan und mich immer wieder vorwärtsgetrieben und offen für fast alle Themen gemacht hat. Meine Ehe ist lebendiger, dafür aber verwundbarer. Es gibt mehr und größere Reibungsflächen. Das wird so bleiben, auch wenn ich wieder zu Hause bin. Es hat vermutlich mit Jans Krankheit zu tun.

Sie sind so schweigsam geworden.

Manchmal muss ich nachdenken.

Möchten Sie ein Glas Sherry?

Hannah nickt.

Trinken wir auf Sie und Ihren Mann, den wir nächstes Mal bestimmt kennenlernen werden!

Und Ihr Urteil über Paris?, fragt Madame Pichon.
Die Stadt hat zwei Seiten, die ich bis jetzt nur erahnt habe. Sie ist einschmeichelnd, eitel und protzig, aber auch hinterhältig und kleinlich.
Sie können sich gut ausdrücken.
Mir ist die Sprache so wichtig wie die Kunst.
Nach einer fast peinlichen Pause sagt Hannah: Ich möchte Sie nicht länger beanspruchen.
Wir haben Zeit.
Ich bin ja noch mehrere Tage in Paris.
Sie steht auf, geht entschlossen zur Türe:
Danke für Ihre Einladung! Es hat mich gefreut, Sie kennengelernt zu haben.
Eine Floskel, denkt sie, das nehme ich mir übel.
Bis zum nächsten Mal, sagt Madame Pichon, drückt ihr fast freundschaftlich die Hand und begleitet sie hinaus.

Ich mache noch einen ausgedehnten Spaziergang.
Hannah geht ins Freie, schlendert den breiten Boulevard entlang, genießt Schönheit und Luxus, die Atmosphäre einer Stadt, die ihre Schatten- und Sonnenseiten hat, die vergessen will, was ihr im Laufe von Jahrhunderten angetan wurde, die ihre Siege immer noch feiert, auch wenn sie längst überholt sind.
Ohne sich bedrängt zu fühlen, lässt Hannah Einheimische und Touristen an sich vorbeiziehen.
Ich habe keine Eile.
Erste Herbstwinde kommen auf, fahren mit Vehemenz in die Zweige, rütteln und schütteln sie. Der Sommer geht seinem Ende entgegen. Bald werden die Bänke verlassen sein, die Bistrotische weggeräumt. Sonnenschirme zugeklappt und alles verstaut, was nur der heißen Jahreszeit gedient hat.
Die Kälte wird zunehmen. Es wird tagelang regnen, die Stadt wird sich verschleiern. Wer will, kann entziffern, was dahintersteckt.

Hannah beobachtet, dass die Touristen schon an Abschied denken, den eigenen Alltag längst im Gesicht, die Pflicht und ihre Sorgen, die für kurze Zeit verflogen waren.

Vater hat mich die Furchtlosigkeit gelehrt. Furcht hindert nur, sagte er zu mir, du wirst kleinlich, machst vieles nicht, was notwendig wäre, orientierst dich fast nur an den anderen.

Er ist mit mir bei Dunkelheit durch den Wald gegangen. Mutter zeterte: Bist du jetzt ganz verrückt? Im Gegenteil. Unsere Kleine muss auf das Leben vorbereitet werden.

Was heißt das schon?, denkt Hannah und bleibt unwillkürlich stehen.

Die Furcht vor einem erneuten Ausbruch der Krankheit schleicht sich immer wieder in mein Bewusstsein. Noch Jahre nach Jans letztem Klinikaufenthalt bin ich in der Nacht wach geworden, aufgestanden und leise in sein Zimmer gegangen. Ich habe Schubladen geöffnet, die Lichtschalter überprüft, nichts gefunden, was auf eine Manie hingedeutet hätte. Die Bleistifte waren ordentlich gespitzt, die Dinge geradezu geometrisch auf dem Schreibtisch angeordnet, die Blumen gegossen, Notizen für den nächsten Tag bereitgelegt. Ich habe mich wieder ins Bett zurückgeschlichen, habe das schlafende Gesicht meines Mannes betrachtet, seinem Atem gelauscht, seine Wangen gestreichelt, ihm ins Ohr geflüstert. Nie mehr! Versprich es mir!

Und jetzt zum Montmartre, denkt sie, und steigt ohne Mühe die vielen Treppen hinauf, genießt, endlich oben angekommen, den Ausblick auf eine große, prunkvolle Stadt, geht durch die engen Gässchen, hört ein Lachen und Schreien, Gitarrenklänge, bekannte Lieder, missratene Töne, spürt ein Schieben und Drängen, sieht Gesichter, die müde oder wach, fremd oder vertraut sind.

Das milde Wetter hat die meisten dazu verlockt, draußen zu sitzen, auf das Wohl anderer anzustoßen, die französische Küche zu genießen, sich leichtsinnig mit denen zu verbrüdern, die nach kurzer Zeit wieder verschwunden sein werden.

Das Leben, sagt sie leise vor sich hin, pittoresk und verlockend, aber auch abartig und trügerisch. Ich lasse mich porträtieren, dann weiß ich wenigstens, dass es mich gibt und dass ich hier gewesen bin.

Sie zögert.

Drei Männer mit großen Mappen stürmen gleichzeitig auf sie zu.

Hannah entscheidet sich für den Grauhaarigen, der etwas abseits steht, unaufdringlich und doch präsent.

Wenn Sie unbedingt meinen, sagt sie. Mit Kohle, aber so, dass ich kaum zu erkennen bin.

Er nickt, bittet sie, sich auf den Hocker zu setzen und beginnt, in Eile ein Gesicht zu skizzieren.

Hannah muss unwillkürlich an eine Schulkameradin denken, die sich in jungen Jahren in Öl malen ließ. Seitdem hängt das Riesenbild über deren Sofa im Wohnzimmer, die mittlerweile alternde Frau in bleibender erstarrter Pose, elegant und vermessen. Faltenlos und mit diesem blödsinnigen Lächeln, das längst jede Bedeutung verloren hat.

Der Künstler ist wenig konzentriert, versucht sich an einer zweiten Skizze. Es haben sich rasch einige Gaffer um ihn gebildet. Sie schauen abwechselnd ihn, dann Hannah an, staunen, schütteln mit dem Kopf, verschwinden wieder.

Ich habe Hunger, und ich werde älter, während ich hier sitze und ein Gefühl von Absurdität in mir spüre.

Fertig, sagt der Künstler und zeigt ihr drei Skizzen.

Zufrieden?

Phantasie haben Sie, aber wenig Talent. Sie können sie alle behalten.

Er schmunzelt. Ich schenke sie Ihnen, damit Sie sich ab und zu an Paris und vor allem an mich erinnern.

Flüchtige Schatten sind wir, denkt Hannah und lacht in sich hinein wie über einen misslungenen Scherz.

Der Himmel trübt sich unerwartet ein. Wolken ziehen rechthaberisch über die Sonne, die Atmosphäre verändert sich schlagartig. Bei den ersten Regentropfen flüchten die meisten in Bars oder Restaurants. Künstler raffen ihre Utensilien zusammen, Hannah nimmt ihren Schirm aus der Handtasche, spannt ihn auf und geht leichtfüßig die schon nassen Treppenstufen hinunter.

Sie denkt an Jan.

Am Meer

Am nächsten Morgen ruft Hannah Xavier an.

Können wir noch einmal gemeinsam etwas unternehmen?

Du fühlst dich, das spüre ich, in dieser großen Stadt einsam und verloren!

Nicht unbedingt.

Was hältst du von einem Ausflug ans Meer? In zwei Tagen vielleicht.

Einverstanden.

Das Wiedersehen ist herzlich. Hannah umarmt zuerst Jorge, dann Xavier.

Und deine Liebe zu Paris?, fragt Jorge und schaut sie belustigt an.

Die Stadt ist herausfordernd, souverän und voller Eigenheiten. Ich werde wiederkommen.

Allein oder zu zweit?

Natürlich zu zweit. Jede Auszeit geht irgendwann zu Ende. Für Jan und mich beginnt etwas Neues.

Kaum sind sie am Meer angekommen, beginnt es zu nieseln. Der Himmel ist grau. Die Küste fast menschenleer.

Hannah fröstelt, hebt einen Stein auf, lässt ihn wieder fallen.

Kindereien, sagt sie.

Auch für Erwachsene erlaubt, sagt Xavier. Die Zeit der großen Touristenströme ist vorbei. Jetzt ist es hier am angenehmsten.

Das Meer wirkt heute so teilnahmslos, sagt Hannah, die Oberfläche hat etwas Verschwommenes, Unwirkliches, wie ein Gemälde aus weichen fahrigen Pinselstrichen.

Du bist eine gute Beobachterin.

Manchmal träume ich. Können wir für eine Stunde am Strand entlanggehen, ohne dass wir uns unterhalten?

Das ist möglich.

Dann los!

Meinetwegen bis an den Rand der Welt, denkt Hannah. Das Ende von irgendetwas erreichen können, einem Zeitalter, einer Geschichtsepoche, einem tragischen Ereignis, einer schlechten Beziehung; ein Netz einholen mit seltenen Funden aus früher Zeit.

Hier sein, denkt sie, nicht immer anderswo, und betrachtet fasziniert den Abdruck ihrer Füße im feuchten Sand. Ausgelöscht werden sie schon bei der nächsten Welle.

Sie umkreist eine kleine Burg, ein Herz, das aus winzigen Steinen zusammengesetzt ist: die Liebe – immer und überall.

Für einen Moment hat sie das Gefühl, dass Jan schweigend neben ihr hergeht.

Zwischendurch mag ich diesen Zustand, wenn sich die Grenzen zwischen Realität und Illusion verwischen.

Sie bleibt kurz stehen.

Der Atlantik ist grau wie Schiefer, ein Schiff kommt näher. Eine unsichtbare Hand treibt die Wolken vorwärts, ballt sie zusammen, zieht sie wieder auseinander. Lässt sie rasch verschwinden.

Der Himmel ist frei.

Jorge geht schneller als sie, tänzelt manchmal, bückt sich, schreibt etwas in den Sand.

Er ist grazil, denkt sie, angenehm im Umgang mit anderen, oft abwesend.

Xavier ist langsamer. Fast immer der Letzte.

Wer von beiden ist nachdenklicher? Tiefgründiger? Ich wüsste es nicht.

Sie hat schon eine Frage auf den Lippen. Für später, denkt sie, oder auch nicht.

Nach einer halben Stunde hat sich das Wetter geändert. Der Himmel verdüstert sich. Das Meer wütet, wirkt bedrohlich und voller Aufruhr. Die Sanftheit ist vorbei. Haushohe Wellen türmen sich aufeinander, überschlagen sich, werfen sich schäumend ans Ufer.

Sich allem entgegenstellen, denkt Hannah, auch der Naturgewalt.

Sie zieht ihre Schuhe aus, wagt ein paar Schritte ins Wasser.

Ich möchte wenigstens spüren, wie kalt der Atlantik ist.

Xavier zeigt auf mutige Schwimmer.

Ein Vater läuft mit seinem Kind um die Wette, lässt sich einholen, hält es kurz in die Höhe, in seinen Augen der Glanz eines gelungenen Tages.

Es wird bald ein Gewitter geben, sagt Xavier.

Lassen wir es darauf ankommen?

Das ist nicht ungefährlich.

Der erste Blitz fährt über den Horizont. Kurz danach ist ein Donner zu hören.

Gehen wir zurück!, sagt Jorge in fast scharfem Ton.

Jetzt schon?

Wir müssen die Gefahr nicht heraufbeschwören.

Ich lade euch in ein Nobelrestaurant ein, sagt Hannah, mir ist heute danach.

Hast du etwas zu feiern?

Anlässe gibt es genug.

Im Foyer sitzen nur zwei Gäste. In ihrem Gesicht die Sehnsucht nach einem fernen, unerreichbaren Ort. In der Ecke steht eine geschwätzige Gruppe von jungen, verwöhnten Männern und Frauen. Reiche, sagt Hannah, so reich, dass sie am Abend nicht mehr wissen, wofür sie am Vormittag ihr Geld ausgegeben haben. Eine Bekannte hat mir offen gestanden, dass Reichtum anstrengend sei. Bei mir sind die Anstrengungen ganz anderer Art.

Sie lacht. Zuerst einen Drink.

Jorge umarmt Hannah.

Ich bewundere dich.

Wofür?

Dass du allein sein kannst.

Nicht lange und nicht für immer. Ich vermisse Jan.

Sie prosten einander zu, sind übermütig wie Kinder, die nur das Jetzt kennen.

Heute leben wir, sagt Jorge, heute.

Da hast du recht. Ich halte mich viel zu oft im Gestern auf.

Ich auch.

Und jetzt ein exzellentes, sündhaft teures Essen. Ihr könnt wählen.

Xavier braucht länger, studiert die Angebote, dann die Preise. Der Kellner unterhält sich kurz mit Jorge. In seinen Augen blitzt etwas auf, was Jorge nicht unbeeindruckt lässt. Xavier übersieht es.

Loup de Mer, sagen beide.

Für mich nicht. Meerestiere habe ich noch nie gemocht. Lieber das Tagesmenü. Dazu einen guten Wein.

Das Gewitter hat sich verzogen, der Himmel sich aufgehellt.

Wenn du die Wahl hättest: Wo würdest du lieber wohnen, in Paris oder in einem Dorf in der Nähe des Atlantiks?, fragt Jorge.

In Paris, dort lässt sich schneller vergessen. Der Lebensrhythmus ist beschleunigt, Ablenkung gibt es genug. Auf dem Land ist die Gefahr groß, mit allem zufrieden zu sein. Das Überschaubare beruhigt und macht träge. Ich mag lieber das Unüberschaubare, das, was über mich hinausgeht.

Du bist anspruchsvoll.

Das war ich schon immer.

Während des Essens schweigen sie, hüten ihre Gedanken und Gefühle. Jorge ist weit weg, sagt plötzlich: Komm wieder! Du darfst immer wieder kommen, hörst du, immer wieder, so lange, bis der Himmel eine Färbung annimmt, die es noch nie gegeben hat.

Auch mit Jan?

Mit oder ohne Jan.

Am liebsten würde ich hier eine Nacht verbringen, ein Zimmer mieten mit Blick zum Atlantik, um dabei zuzusehen, wie das Meer tobt, alles an den Strand wirft, was ihm nicht ergeben ist. Durch nichts und niemand eingeengt. Meine Gedanken sind schwer, das kommt vom Alleinsein. Mit reichen Leuten im selben Hotel? Es würde mir nicht bekommen. Schaut sie euch genauer an! Sie stehen dicht nebeneinander, und doch ist jeder für sich. Der eigene Reichtum trennt sie voneinander. Er ist wie eine Mauer. Sie kennen nur ihr eigenes Selbst, alles andere ist ihnen fremd.

Hast du wieder Skizzen gemacht?, fragt Jorge.

Hannah kramt ihren Block aus der Handtasche.

Xavier blättert darin, dann Jorge: Und wer sind diese Leute?

Fremde aus einem Pariser Café.

Jetzt behaupte bloß, dass sie nichts bemerkt haben?

Ein Mann hat mich dabei beobachtet. Er wollte mir unbedingt etwas zeigen. Ich habe dankend abgelehnt.

Und wenn es wichtig gewesen wäre?

Dann habe ich es eben versäumt. Das soll vorkommen.

Du hast wirklich Begabung, sagt Xavier.

Mein Vater hat das sehr früh erkannt, und als ich ihm mitteilte, dass ich auf der Kunstakademie studieren wolle, war er sofort dafür. Mutter war dagegen. Ich konnte mich durchsetzen, habe mit 19 Jahren meinen Heimatort verlassen und zog in die Stadt. Ich hatte Heimweh nach dem, was meine Phantasie beflügelte und mich trotz aller Hindernisse heranwachsen ließ. Der Ort ist stumm geworden. Mein Vater hat mir regelmäßig Geld geschickt, obwohl wir nicht viel hatten. Er wollte immer auch meine Bilder sehen. Ich verstehe fast nichts davon, sagte er, aber ich respektiere das, was du machst. Auch er war auf seine Weise ein Künstler.

Hast Du Fotos von Jan dabei?

Kein einziges. Das lenkt nur ab. Und ich bekomme Sehnsucht nach ihm.

Du bist erbarmungslos.

Eher konsequent.

Und deine Ausbildung?

Malen, Aktzeichnen, Gipsabdrücke. Einführung in verschiedene Techniken. Das Aktzeichnen hat mich gelangweilt, nackte Frauen und Männer. Schön oder hässlich. Dick oder dünn. Letztlich musst du nur um die Proportion wissen. Der Lehrer korrigiert dich, und allmählich bekommst du ein Gespür dafür, wie es sein muss. Das Malen in Öl oder in Aquarell war mir am liebsten. Du kannst mit Farben alles ausdrücken: die Angst, das Dunkle, die Gefahr, die Geschwätzigkeit. Wenn ich bei Bildern nichts entdecken kann, was hinter der Oberfläche steckt, dann sollten Künstler aufhören, unnütz ihre Farben zu verschwenden.

Und warum stellen sich Leute zum Aktzeichnen zur Verfügung?

Vielleicht brauchen sie Geld, oder es amüsiert sie, dass zwanzig Studenten versuchen, ihren Körper zu kopieren, das kann eventuell auch Lust erzeugen.

Du übertreibst, sagt Xavier.

Ich mag schnelle Entwürfe, will Momente festhalten, nichts für die Ewigkeit. Was tun gegen die Angst?, fragt sie unvermittelt.

Dem Leben vertrauen, sagt Jorge. Immer wieder neu.

Seit ich in Frankreich bin, sagt Hannah, tauchen unerwartet Geschichten von früher auf. Vielleicht sind die meisten nur erfunden, um das loszuwerden, was mich gequält, mir einen Teil meiner Kindheit geraubt hat. In unserem Ort gab es einen begnadeten Musiker. In warmen Sommernächten stand er mit seiner Ziehharmonika an der Haustüre und spielte. Er war kein Zigeuner. Er sah nur so aus. Und jeder von uns konnte sich dessen Leben vorstellen, wie er wollte. In seinem Gesicht war das zu lesen, was uns letztlich ausmacht: Leid, Kummer, Unvernunft, Ichsucht. Leidenschaft.

Er hätte Karriere machen können. Wozu?, sagte er. Ich habe hier mein Publikum. Er liebte uns, besonders die Frauen, spielte sich in unser Herz, betörte uns jeden Abend. Ich gehöre allen, sagte er, auch meine Lieder gehören allen. Meine Mutter stand neben mir. Auch sie hat ihm, wie die anderen Frauen, schöne Augen gemacht. Wir bewegten uns wie Träumende. Vielleicht war alles nur ein Traum. Wer gönnte uns schon etwas? Er schenkte uns sorglose Stunden, zwang etwas herbei, was uns mit jeder neuen Melodie verzauberte. Wir gingen zurück in unsere Häuser. Die Schwere konnte für eine Weile von uns abfallen.

Und jetzt?

Zwei Wörter, mit denen ich meinen Zustand zusammenfassen kann: Jan, Maurice.

Wer ist Maurice?

Einer, den ich suchen, aber nicht finden will.

Jorge schüttelt verständnislos seinen Kopf. Frauen, sagt er. Ihr denkt anders als wir und ihr handelt auch anders.

Männer, sagt Hannah, auch ihr werdet nicht immer verstanden. Letztlich bleibt jeder ein Geheimnis.

Wieder zurück in Paris kämpft Hannah gegen alles, was sie bedrängt und nicht zur Ruhe kommen lässt.

Der Tag bekommt endlich eine Struktur. Ein zartes Rosa überzieht den Himmel, macht ihn unwirklich, fast kitschig. Ein Flugzeug dröhnt über dem Horizont.

Es beginnt zu regnen. Die Tropfen fallen prasselnd auf das Kopfsteinpflaster, spritzen fontänenartig in die Höhe. Vögel ducken sich unter dem Geäst und warten.

Den Wind zügeln, Wolken vorbeiziehen lassen, der Sonne erlauben, nur an bestimmten Orten zu scheinen. Wörter finden, mit denen ich das einkreisen kann, was mir immer wichtig gewesen ist.

Ich werde Jan einen Brief schreiben.

Nachwort von Marianne Ach

Dass dieser Roman zustande gekommen ist, verdanke ich in erster Linie der Schriftstellerin Marguerite Duras.

Vor zwei Jahren bin ich in Neauphle-le-Château gewesen (50 Kilometer von Paris entfernt), um mir das Haus anzusehen, in dem sie viele Jahre gelebt und bedeutende Romane geschrieben hat. Das Dach ist eingesunken, an den Fensterscheiben hängen noch die alten Spitzengardinen, und das, was ihre Größe, aber auch ihren Zwiespalt ausgemacht hat, ist immer noch spürbar.

Ich stand eine Weile davor, erinnerte mich an ihre Figuren, an einzelne Handlungsabläufe in ihren Werken, fuhr wieder zurück, und während ich im Zug saß, entstanden die ersten Zeilen von *Dieses schmale Stück Himmel über Paris.*

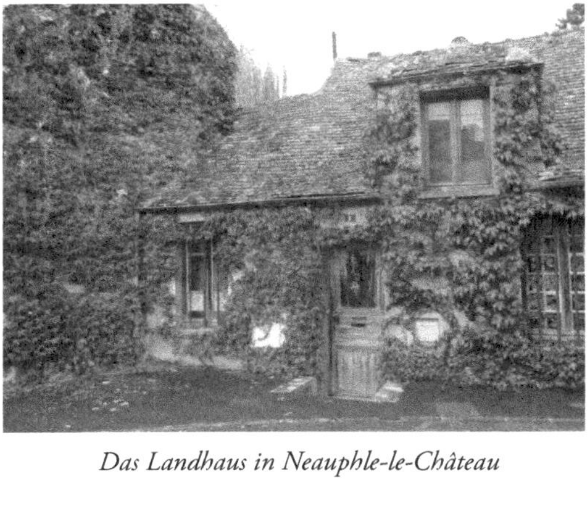

Das Landhaus in Neauphle-le-Château